Casos clínicos interesantes

Comunicaciones de Ginecología y Equipo multidisciplinar de HCUVA.

Laura Cánovas López

Alba Marín Pérez

Patricia Ibarra Vilar

Junio 2016

PRIMER AUTOR Y DIRECTOR: Laura Cánovas López

RESTO DE AUTORES:

Patricia Ibarra Vilar	Alba Marín Pérez
Maria Luisa Sánchez Ferrer	Patricia Pastor Pérez
Sergio Juan Cánovas López	Eloy Cánovas Baños
Aníbal Nieto Díaz	Oscar Cánovas López
Mario Cánovas Baños.	Coral Moreno López.
Cristina Moreno Sánchez.	Isabel Castaño Ruiz
Sofía Lorca Alfaro.	Vanesa García Soria
Esteban Gazabat Barbado	Clara Garrido Navarro.
María Dolores Madrid Gómez de Mercado.	Ana Carmona Barnosí.
Emilia Alfosea Marhuenda	Carmen GarcíaHernandez
Ana Isabel Hernández Peñalver	Shiana Corbalán Biyang
Raquel Jiménez Velázquez.	Flora Navarro Blaya
Laura Hernández Hernández	Antonia M. López López

ISBN-13: 978-1534996656
ISBN-10: 1534996656

Edición:

Amazon.

Createspace Independent Publishing Platform.

BooksInPrint.com.

4

ÍNDICE

- Adenomiosis : La gran desconocida — págs. 3-4
- Endometriosis profunda : Un desafío terapéutico — págs. 5-6
- Restos de Walthard : A propósito de un caso — págs. 7-8
- Inversión uterina puerperal y uso del balón de Bakri. A propósito de un caso — págs. 9-10
- Coexistencia de endometrioma y fibroma ovárico — págs. 11-12
- EICH genital tras trasplante alogénico : A propósito de un caso — págs. 13-14
- Quiste de glándula de Skene : A propósito de un caso — págs.15-16
- Posible agregación familiar en teratomas : Serie de casos — págs. 17-18
- DIE Miliar epiplóica — págs. 19-20
- Endometriosis atípica — págs. 21-22
- Endometriosis torácica — págs. 23-24
- Síndrome de Fitz- Hugh- Curtis. A propósito de un caso — págs. 25-26
- Tabique vaginal transverso VS Atresia vaginal segmentaria — págs. 27-28
- Encefalitis y teratoma de ovario — págs. 29-30
- Amenorrrea e hiperprolactinemia — págs. 31-32
- Tumor de Brenner — págs. 33-34
- Cistoadenoma seroso gigante — págs. 35-36
- Neoplasias de estroma endometrial en localizaciones extrauterinas — págs. 37-38
- Comparación de la clínica pre y postquirúrgica de pacientes con prolapso de órganos pélvicos quirúrgicos tratados con cirugía clásica — págs. 39-40
- Prevalencia de disfunción urinaria en paciente con POP quirúrgicos en nuestro medio y descripción de cirugía realizada — págs. 41-42
- Comparación de la eficacia de la TOT en cirugía aislada vs cirugía combinada con la del POP — págs. 43-44
- Impacto de cirugía del suelo pélvico sobre continencia postquirúrgica. — págs. 45-46
- Correlación de herramientas diagnosticas previa a cirugía de suelo pélvico — págs. 47-48
- Carcinoma de endometrio. Valor de la ecografía transvaginal en el estadiaje prequirúrgico. — págs. 49-50
- Endometriosis pleuro diafragmática — págs. 51-52
- Carcinoma intraductal in situ es adolescente de 15 años. — págs. 53-54
- Útero unicorne con cuerno uterino funcionante no comunicante. — págs. 55-56
- Fístula vesicouterina postcesárea (Sd Youseff) — págs. 57-58
- Encefalitis por anticuerpos anti NMDAR (receptor N-Metil-Aspartato): A propósito de un caso — págs. 59-60

Adenomiosis : La gran desconocida.

Moreno Sánchez C, Ibarra Vilar P, Cánovas López L, Ñíguez Sevilla I, Sánchez Ferrer ML, Marín Sánchez MP, Machado Linde F, Nieto Díaz A.

ADENOMIOSIS: la gran desconocida

Moreno Sánchez C, Ibarra Vilar P, Cánovas López L, Ñíguez Sevilla I, Sánchez Ferrer ML, ,Marín Sánchez MP, Machado Linde F, Nieto Díaz A.
Obstetricia y ginecología. Hospital Clínico Universitario Virgen de la Arrixaca (Murcia)

La adenomiosis se define por la presencia de **endometrio en el espesor del miometrio**. Microscópicamente, se define por la presencia ectópica de glándulas endometriales y estroma, rodeadas por miometrio hipertrófico e hiperplásico.

CASO CLINICO

Paciente de 34 años remitida a nuestras consultas por mioma uterino. Refería metrorragias abundantes que precisaron hierro oral, dolor pélvico de varios meses de evolución y distensión abdominal.
Antecedentes personales a síndrome ansioso, apendicectomía y biopsia cervical por H-SIL. G1P1 con deseos genésicos actuales.

Exploración física: útero hipertrófico, de unos 8cms.

Ecografía vaginal: útero de 106x87x55mm, endometrio 10mm y mioma de 76x71x65mm en cara anterior derecha, con vascularización periférica y central. Ambos anejos normales. Douglas libre.

Se solicitó preanestesia y se incluyó en lista de espera quirúrgica para miomectomía por LPT.

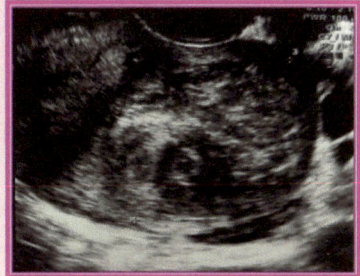

La paciente ingresó para cirugía programada. Durante el acto quirúrgico, se evidenció un **útero hipertrófico con vascularización aumentada que** *impresionó de adenomiosis.*
No se identificó plano de clivaje para miomectomía por lo que se realizó resección en cuña en cuerno uterino derecho que se mandó a AP.
Se intentó ser lo más conservador posible debido a los deseos genésicos de la paciente.

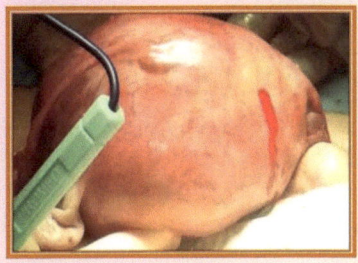
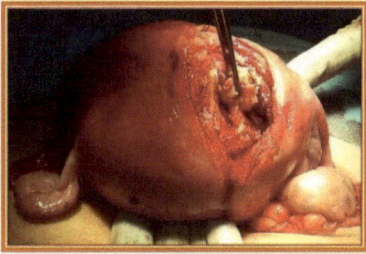

El informe de anatomía patológica confirmó nuestro diagnóstico de sospecha: adenomiosis.
La paciente esta asintomática y se encuentra en revisión en nuestras consultas.

DISCUSION La adenomiosis afecta a mujeres premenopaúsicas y se asocia con **clínica similar a los miomas**, que son los tumores más comunes de útero

CONCLUSIÓN El **diagnóstico preoperatorio de adenomiosis es pobre**, en torno al 2'6-26% debido a la presentación clínica inespecífica. En la mayor parte de casos, el diagnóstico sólo es posible tras un examen histológico del útero posterior a la histerectomía.

Bibliografía

Ates, S., Ozcan, P., Aydin, S. and Karaca, N. (2015). Differences in clinical characteristics for the determination of adenomyosis coexisting with leiomyomas. *J. Obstet. Gynaecol. Res.*, p.n/a-n/a.
Tian, T., Zhang, G., Zhang, H. and Liu, H. (2016). Intravoxel incoherent motion diffusion-weighted imaging in differentiating uterine fibroid from focal adenomyosis: initial results. *SpringerPlus*, 5(1).

Endometriosis profunda: Un desafío terapéutico.

Moreno Sánchez, C ; Marín Sánchez ,P.; Cánovas López, L; Ñíguez Sevilla , I; Sánchez Ferrer ,ML; Castaño Ruiz, I ; Machado Linde, F ; Nieto Díaz, A.

ENDOMETRIOSIS PROFUNDA: UN DESAFÍO TERAPÉUTICO

Moreno Sánchez, C; Marín Sánchez, P; Cánovas López, L; Ñíguez Sevilla, I; Sánchez Ferrer, M; Castaño Ruiz, I; Machado Linde, F; Nieto Díaz, A.

Hospital Universitario Virgen de la Arrixaca. Murcia

INTRODUCCIÓN

La endometriosis es una patología inflamatoria crónica y hormonodependiente, caracterizada por la presencia de tejido endometrial, fuera de la cavidad uterina.

CASO CLÍNICO

Mujer de 48 años, con antecedentes de exéresis de nódulo endometriósico de 3 cm en tabique rectovaginal e inserción de malla en septiembre de 2013. G2P2.

La paciente aqueja dolor pélvico crónico, dispareunia profunda, disquecia y cuadros de suboclusión intestinal, refractaria a tratamiento médico conservador.

Marcadores tumorales normales.

Colonoscopia: estenosis colónica de origen adherencial cicatricial a 20 cm del recto.

Dado el empeoramiento de la hidronefrosis y su evolución a insuficiencia renal, se programa para cirugía.

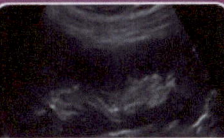

ECOGRAFÍA ABDOMINOPÉLVICA

malla adherida a cara posterior uterina con asa de intestino adherida a ella. Hidronefrosis grado II de riñón izquierdo de origen obstructivo y riñón derecho normal.

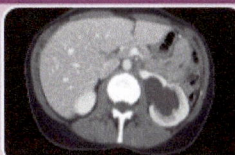

URO-TAC y RM: masa de contornos mal definidos a nivel para-perirrectal que provoca estenosis luminar de recto medio con atrapamiento del uréter izquierdo

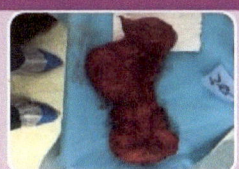

Resección intestinal y anastomosis términoterminal

25/11/2015

Histerectomía total+doble anexectomía.

Resección intestinal del área con anastomosis intraoperatoria.

Liberación de uréter izquierdo y reimplante intravesical

28/11/2015

Peritonitis secundaria a dehiscencia de sutura de anastomosis rectal.

Refuerzo de anastomosis e ileostomía de descarga en FID.

Alta el 11/12 con **fístula recto-vaginal y recto-vesical secundarias a la cirugía.**

13/12/2015

Nuevo ingreso por **TEP.**

Actualmente, resolución de estos procesos y control ambulatorio.

CONCLUSIONES

La cirugía en la endometriosis profunda se asocia a una tasa considerable de complicaciones, en especial cuando está implicado el recto. Los estudios publicados datan en 2'1% la tasa de complicaciones intraoperatorias y un 13'9% la de complicaciones postquirúrgicas que reducen la calidad de vida

Bibliografía:
Management of woman with endometriosis. Guideline of ESHRE. Sept, 2013
Documentos de consenso endometriosis. SEGO 2014.

Restos de Walthard : A propósito de un caso.

Marín Pérez A, Ñíguez Sevilla I, Ibarra Vilar P, Moreno Sánchez C, Machado Linde F, Torroba Caron, A, Nieto Díaz A.

RESTOS DE WALTHARD: A PROPÓSITO DE UN CASO

Marín Pérez A, Ñíguez Sevilla I, Ibarra Vilar P, Moreno Sánchez C,
Machado Linde F, Torroba Caron, A, Nieto Díaz A.

Obstetricia y Ginecología. Hospital Clínico Universitario Virgen de la Arrixaca (Murcia)

INTRODUCCIÓN

Los restos de Walthard se han descrito como **restos embrionarios de los conductos de Wolff o de Müller**, que pueden aparecer a lo largo del mesoovario o mesosalpinx. Han sido asociados con el tumor de Brenner del ovario, sin embargo, su asociación con el adenocarcinoma de endometrio no ha sido descrita en la literatura. Nuestro objetivo es presentar un caso donde coexisten ambas entidades, así como nuestra experiencia al respecto.

CASO CLÍNICO

Mujer de **49 años** de origen asiático, IMC 31, hipertensa en tratamiento. Antecedentes ginecológicos: G3P2A1. FM: 7/28   MQ: 12 años
Presentaba clínica de **Sangrado Uterino Anómalo**, de un año de evolución. En la ecografía ginecológica se visualizó un útero hipertrófico y un pólipo endometrial de 2-3 cm, por lo que fue remitida a la unidad de histeroscopia, con el diagnóstico final de **hiperplasia atípica** y alta sospecha de adenocarcinoma de endometrio.
Se le realizó una histerectomía con doble anexectomía vía laparoscópica, enviándose a Anatomía Patológica, que informó de la presencia de un **Adenocarcinoma endometrioide de endometrio bien diferenciado** (Grado 1) Estadío IA de la FIGO. Como hallazgo casual también se describió en la superficie de ambas trompas unas formaciones nodulares, blanquecinas, de entre 0,2 y 0,1 cm. Dichas formaciones nodulares aparecían agrupadas a modo de siembra miliar, que correspondieron con **restos embrionarios de Walthard** y dilataciones quísticas revestidas de epitelio urotelial, en forma de metaplasia urotelial benigna.

RESULTADOS

Tras la cirugía la paciente ha sido revisada a corto plazo, con buen estado general, y actualmente se encuentra asintomática.

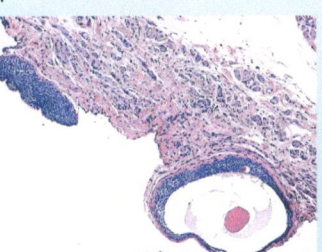
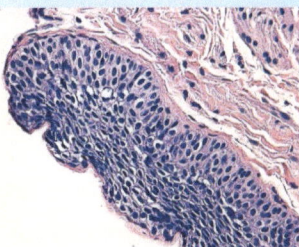

DISCUSIÓN

A la vista de estos resultados realizamos una búsqueda bibliográfica en busca de la existencia de relación entre el adenocarcinoma de endometrio y los restos de Walthard, no encontrando ninguna publicación al respecto. Sin embargo, sí que está descrito que los restos de Walthard podrían ser uno de los factores del origen de los Tumores de Brenner, debido a la histológica similitud del epitelio de Walthard y los tumores de Brenner al urotelio del tracto urinario. También, se ha propuesto que los tumores de Brenner y restos de células de **Walthard signifiquen la diferenciación urotelial dentro de la zona genital femenina**.

BIBLIOGRAFÍA

1. Roma, A. and Masand, R. (2014). Ovarian Brenner tumors and Walthard nests: a histologic and immunohistochemical study. *Human Pathology*, 45(12), pp.2417-2422.
2. Jeffrey D. Seidman, MD; Fatemeh Khedmati, MD. Exploring the Histogenesis of Ovarian Mucinous and Transitional Cell (Brenner) Neoplasms and Their Relationship With Walthard Cell Nests. (2008). *Arch Pathol Lab Med*, 132(November 2008), pp.1753-1760.
3. Paul, P., Koshy, A. and Thomas, T. (2006). Walthard cell nests on laparoscopy. *Journal of Minimally Invasive Gynecology*, 13(6), p.499.

Inversión uterina puerperal y uso del balón de Bakri. A propósito de un caso.

Marín Pérez A, Ibarra Vilar P, Cánovas López L, Araico Rodríguez F, Sánchez Ferrer ML, Peinado Ramón I, Lorca Alfaro S, Nieto Díaz, A.

INVERSIÓN UTERINA PUERPERAL Y USO DEL BALÓN DE BAKRI. A PROPÓSITO DE UN CASO.

Marín Pérez A, Ibarra Vilar P, Cánovas López L, Araico Rodríguez F, Sánchez Ferrer M, Peinado Ramón I, Lorca Alfaro S, Nieto Díaz, A.

Obstetricia y Ginecología Hospital Clínico Universitario Virgen de la Arrixaca (Murcia).

INTRODUCCIÓN Y OBJETIVOS

La inversión uterina puerperal es una *emergencia obstétrica poco frecuente*, pero que puede llegar a ser *potencialmente fatal* sin una rápida actuación, por lo que su reconocimiento oportuno es un factor decisivo. El objetivo de esta comunicación es mostrar nuestra experiencia con el uso del balón de Bakri en la inversión uterina.

CASO CLÍNICO

Mujer de 38 años que se encontraba en la semana 41+3 de gestación, secundigesta con una cesárea anterior. La paciente consultó en urgencias en periodo activo de parto. Evolucionó con un trabajo de parto normal, finalizando mediante espátulas de Thierry. Nació sin complicaciones una niña de 3860 g., con un apgar 9-10.
En el tercer periodo del parto se evidenció la *inversión completa del fondo uterino* a través del introito, con la placenta aún adherida al útero.

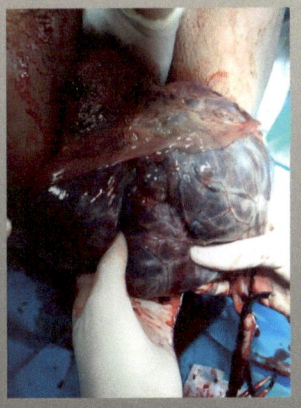

Se procedió a la *reducción manual según la técnica de Johnson*, que resultó exitosa, tras lo cual decidimos colocar un *balón de Bakri* (con 400 ml de suero salino) de modo profiláctico, a fin de prevenir una posible atonía y para mantener el fondo uterino en su posición. Posteriormente se administraron 3 comprimidos de misoprostol intrarectal, una ampolla de metilergometrina im y perfusión con oxitocina iv así como 2 g de amoxicilina-clavulánico de forma profiláctica.

RESULTADOS

Durante todo el proceso la paciente permaneció *asintomática* y *hemodinámicamente estable*. A las 24 horas se retiró el balón de Bakri y a los dos días la paciente fue dada de alta hospitalaria.

DISCUSIÓN

En los casos de inversión uterina es fundamental el soporte hemodinámico y restaurar el fondo uterino lo antes posible mediante la maniobra de Johnson. El uso de balones con efecto hidrostático ha sido recogido en la literatura en casos de atonía uterina post inversión y con el objetivo de asegurar el fondo uterino en su posición. En nuestra experiencia el *balón de Bakri es una opción profiláctica a la atonía uterina* a tener en cuenta en los casos de inversión uterina, con resultados clínicamente muy satisfactorios.

BIBLIOGRAFÍA

1. Haeri S, Rais S, Monks B. Intrauterine tamponade balloon use in the treatment of uterine inversion. BMJ Case Rep. 2015; 6(1):1-2.
2. Leal R, Luz R, de Almeida J, Duarte V, Matos I. Total and acute uterine inversion after delivery: a case report. J Med Case Rep. 2014;8(1):347.
3. Parra P, Sedano R, Peña S, Arriagada R, Benítez R, Rojas L. Inversión uterina puerperal: Reporte de un caso. Rev Chil Obstet Ginecol. 2008;3(1):27-30.
4. Ida A, Ito K, Kubota Y, Nosaka M, Kato H, Tsuji Y. Successful Reduction of Acute Puerperal Uterine Inversion with the Use of a Bakri Postpartum Balloon. Case Reports in Obstetrics and Gynecology. 2015;2015:1-5.

Coexistencia de endometrioma y fibroma ovárico.

Marín Pérez A, Cánovas López L, Hernández Hernández L, Sánchez Ferrer M, Marín Sánchez MP, Castaño Ruiz I, Nieto Díaz A.

COEXISTENCIA DE ENDOMETRIOMA Y FIBROMA OVÁRICO

Marín Pérez A, Cánovas López L, Hernández Hernández L, Sánchez Ferrer M, Marín Sánchez P, Castaño Ruiz I, Nieto Díaz A.

Obstetricia y Ginecología Hospital Clínico Universitario Virgen de la Arrixaca (Murcia).

INTRODUCCIÓN Y OBJETIVOS

La **endometriosis** es una patología ginecológica prevalente (10%). La clínica predominante es el dolor pélvico crónico y la dismenorrea, habitual en esta enfermedad. En cuanto a las pruebas de imagen realizadas por un equipo especializado, junto con la exploración física, a menudo son muy sugestivas, aunque el diagnóstico definitivo suele realizarse tras el **examen histológico**. El tratamiento quirúrgico debe ser conservador con la función y radical con la lesión, y será preferiblemente endoscópico, llevado a cabo por un equipo experto.

Por su parte, los **fibromas** son tumores benignos poco frecuentes de ovario. Debido a su estructura sólida, estos tumores a veces se confunden con tumores malignos durante la evaluación clínica, ya que pueden debutar como masas heterogéneas en ecografía, así como elevar el CA 125.

CASO CLÍNICO

Se trata de una paciente de 38 años, con IMC 22.2. Como únicos antecedentes médicos es fumadora y padece asma bronquial extrínseco en tratamiento con broncodilatadores. En cuanto a sus antecedentes obstétricos tiene 3 partos y un aborto.

La paciente fue remitida a nuestra consulta desde el ginecólogo de zona por un **hallazgo casual** en una revisión rutinaria de un **quiste ovárico derecho de apariencia endometriósico** de 47x48 mm. Se decidió tratamiento con anticonceptivos orales y nueva revisión con ecografía en 6 meses. En la ecografía se informó de una formación quística de 45x34x31 en ovario derecho de **estructura compleja**, con una formación quística de 34x31 mm y un nódulo sólido de 17x19 mm, que no capta color con Doppler, con diagnóstico ecográfico de teratoma quístico derecho de morfología poco típica. El resto del aparato genital era normal.

Los marcadores tumorales eran: Ca 19.9 de 9, Ca 125 de 9, CEA de 4, HE4 114, y Fórmula ROMA postmenopáusica de 17,26%.

Ante los resultados ecográficos y la imposibilidad de poder asegurar un diagnóstico se decidió intervenir a la paciente, realizando una **anexectomía derecha laparoscópica**, que cursó sin incidencias. Finalmente, la anatomía patológica de la muestra informó de endometriosis ovárica derecha y fibroma ovárico de 2,6 cm de diámetro.

La paciente presentó un post operatorio excelente, siendo dada de alta hospitalaria a los dos días de la intervención. Fue vista en consulta al mes y medio de la intervención, encontrándose completamente **asintomática** y con una recuperación completa tras la cirugía.

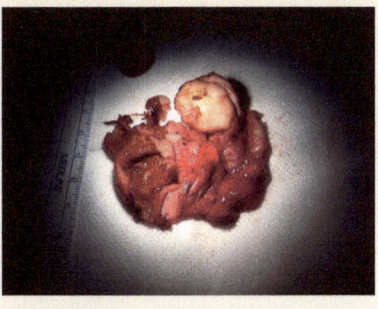

DISCUSIÓN

Tras una exhaustiva búsqueda bibliográfica entre la coexistencia de endometriomas y fibromas ováricos no hemos encontrado ninguna publicación al respecto. La **endometriosis ovárica sí que ha sido asociada a tumores malignos** del ovario, siendo el tumor más frecuentemente encontrado el carcinoma endometrioide, seguido por el de células claras.

Los fibromas pueden asociarse a síndromes sistémicos como el Síndrome de Meigs, el Síndrome de Gorling o incluso a la neurofibromatosis, pero **no existe una relación descrita con la endometriosis**.

BIBLIOGRAFÍA
1. Perlman, S. and Kjer, J. (2016). Ovarian damage due to cyst removal: a comparison of endometriomas and dermoid cysts. *Acta Obstetricia et Gynecologica Scandinavica*, 95(3), pp.285-290.
2. Chene G, Caloone J, Moret S, Le Bail-Carval K, Chabert P, Beaufils E, Mellier G, Lamblin G (2016). Is endometriosis a precancerous lesion? Perspectives and clinical implications. (2016). *Gynecol Obstet Fertil.*, 44(Issue 2), pp.106-112.
3. Chechia, A., Attia, L., Temime, R., Makhlouf, T. and Koubaa, A. (2008). Incidence, clinical analysis, and management of ovarian fibromas and fibrothecomas. *American Journal of Obstetrics and Gynecology*, 199(5), pp.473.e1-473.e4.

EICH genital tras trasplante alogénico: A propósito de un caso.

Ibarra Vilar P, Peces Rama A, Carrascosa Romero MC, Lorca Alfaro S, López Motos D, Llanos Llanos MC, Machado Linde, Nieto Díaz A.

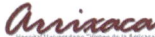

EICH GENITAL TRAS TRASPLANTE ALOGÉNICO:
A propósito de un caso

Ibarra Vilar P [1], Peces Rama A [1], Carrascosa Romero MC [1], Lorca Alfaro S [1], López Motos D [2], Llanos Llanos MC [1], Machado Linde F [1], Nieto Díaz A [1].
Obstetricia y Ginecología [1] y Anatomía Patológica [2] Hospital Clínico Universitario Virgen de la Arrixaca (Murcia)

La enfermedad injerto contra huésped (EICH) es un trastorno del sistema inmunológico y una complicación común en pacientes sometidos a trasplante alogénico de médula ósea.
Su impacto en el tracto genital femenino es una complicación frecuente pero poco diagnosticada que **incide** de manera franca en la **calidad de vida y función sexual de las pacientes.**

CASO CLÍNICO

Mujer de 39 años que acudió a urgencias por metrorragia como regla de varios días de evolución tras toma de TSH en pauta discontinua y dispareunia severa con imposibilidad para tener relaciones sexuales.
Antecedentes personales a destacar : linfoma de Hodgkin esclerosis nodular estadío III-B en 2009, tratada en última instancia con **trasplante alogénico** de hermana en 2012. EICH en mucosa oral . Antecedentes gineco-obstétricos : G2P1C1 y última menstruación hacía 6 años.

Exploración física : muy dificultosa debido a la existencia de atrofia vaginal y graves sinequias vulvares.

Ecografía vaginal : imagen compatible con hematocolpos.

Se remitió de forma preferente a consultas externas

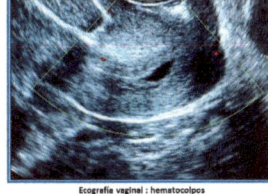
Ecografía vaginal : hematocolpos

En consulta se realizó una nueva ecografía vaginal que confirmó la presencia de hematocolpos y hematómetra.
Se decidió liberación de sinequias vulvares mediante histeroscopia (conglutinación total vaginal a unos 3-4cms del introito sin localizarse ningún punto de entrada) .

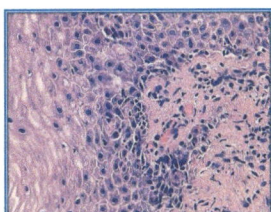
Biopsia vaginal: 40x de H-E : necrosis de célula satélite

Se tomó biopsia vaginal y vulvar que se mandó a anatomía patológica, cuyo informe reveló **piel con signos epidérmicos sugestivos de enfermedad de injerto contra huésped.**

La paciente se encuentra en lista de espera quirúrgica para cirugía vaginal por sinequias labiales.

Mientras ha recibido tratamiento local con **corticoides** y uso diario de **dilatadores vaginales**, refiriendo franca mejoría.

DISCUSIÓN

En algunos estudios, la incidencia de la **EICH genital alcanza el 35% a los 2 años del trasplante.** Sus características clínicas van desde irritación vulvovaginal , hasta ulceración y estenosis.

Su rápido reconocimiento y tratamiento, es una parte muy importante en el seguimiento del trasplante para disminuir el riesgo de desarrollar graves síntomas. Algunos autores recomiendan buscar esta complicación de manera sistemática en mujeres que han recibido este tipo de trasplantes.

El tratamiento debe comenzar en los estadios leves con la introducción de **dilatadores vaginales** a diario, aplicación de **corticoides locales** y terapia **estrogénica** para ayudar a prevenir la estenosis. La **cirugía** está indicada en los casos graves para liberar sinequias y restaurar la anatomía.

Dado el impacto que tiene esta complicación en la calidad de vida de las pacientes, parece necesario realizar más estudios que ayuden a entender la fisiopatología y tratamientos óptimos.

BIBLIOGRAFÍA

1-Bolla, D., et all. (2011). Cervical and vaginal cancer in a woman with chronic graft-versus-host disease. *International Journal of Gynecology & Obstetrics*, 114(2), pp.159-160.
2-Chung, C., et all. (2016). Graft-versus-Host Disease–Associated Vulvovaginal Symptoms after Bone Marrow Transplantation. *Biology of Blood and Marrow Transplantation*, 22(2), pp.378-379.
3-Hirsch, P., et all (2012). Female Genital Chronic Graft-Versus-Host Disease. *Transplantation Journal*, 93(12), pp.1265-1269.
4-Park, J., et all (2013). Gynecologic complication of chronic graft-versus-host disease: Vaginal obstruction. *Obstetrics & Gynecology Science*, 56(4), p.277.
5-Zantomio, D., et all (2006). Female genital tract graft-versus-host disease: incidence, risk factors and recommendations for management. *Bone Marrow Transplant*, 38(8), 567-572

Quiste de glándula de Skene: A propósito de un caso.

Ibarra Vilar P , Garrido Navarro C , García Soria V , Ñíguez Sevilla I , Sánchez Ferrer ML, Ortuño Moreno MI , Vidal-Abarca Gutierrez I, Torroba Carón MA.

QUISTE DE GLÁNDULA DE SKENE : A propósito de un caso

Ibarra Vilar P[1], Garrido Navarro C[1], García Soria V[1], Ñíguez Sevilla I[1], Sánchez Ferrer ML[1], Ortuño Moreno MI[2], Vidal-Abarca Gutierrez I[2], Torroba Carón MA[2].
Obstetricia y Ginecología[1] y Anatomía Patológica[2]. Hospital Clínico Universitario Virgen de la Arrixaca (Murcia)

Las **glándulas de Skene** (parauretrales femeninas) son pequeñas glándulas localizadas en la cúpula de la vagina y alrededor del borde distal de la uretra. Suelen pasar desapercibidas salvo casos de infección u obstrucción. Drenan en el borde externo de la uretra femenina y son las encargadas de la lubrificación de la uretra distal. Son el **equivalente a la glándula prostática masculina**, siendo las principales productoras de "PSA" en mujeres y las **responsables de la eyaculación femenina**.
Son hormono-dependientes, estando hipertrofiadas en el embarazo y atrofiadas en el climaterio

Caso clínico

Mujer de 38 años, remitida a nuestras consultas por sensación de nódulo en tercio externo de vagina, que no producía síntomas. Sin antecedentes personales a destacar. En cuanto a los gineco-obstétricos, portadora de DIU Mirena por hipermenorreas. G2P2.

Exploración física: nódulo de consistencia gomosa, similar a un mioma con degeneración quística de unos 4cms en cara anterior de la vagina cercano a uretra.

Ecografía vaginal: aparato genital normal. En tercio distal de la vagina nódulo de 37,8x40,7x30,3mm, bien delimitado y de estructura lobulada, refringente y con vascularización central y periférica ordenada, compatible con lipoma o lipomioma vaginal.

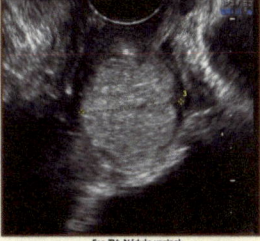

Eco-TV: Nódulo vaginal

La paciente ingresó en régimen de CMA para exéresis de nódulo vaginal. Durante la intervención, se contó con urólogo para valoración de la uretra que comprobó la integridad de la misma.
Se diseccionó el nódulo y su pedículo. La intervención cursó si incidencias.

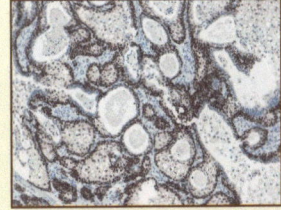

Biopsia : 20x de P63 : Nidos escamosos y componente túbulo glandular

La Anatomía Patológica informó de pólipo tubuloescamoso vaginal con **diferenciación de glándulas de skene y urotelio con tinción focal para PSA**.

En posteriores revisiones, la paciente continua asintomática.

Discusión

La patología de las glándulas de Skene es **infrecuente**. Hay pocos casos descritos en la literatura con las características típicas de un pólipo túbulo escamoso como el de nuestra paciente.

Cuando se infectan u obstruyen, se inflaman, dando lugar a **Skenitis**. El tratamiento médico con antibióticos y drenaje en general suele no ser efectivo por la elevada tasa de recidiva.

En otras ocasiones, se hipertrofia produciendo el **quiste de la glándula** de Skene, que cursa sin síntomas salvo sensación de bulto, como ocurrió con nuestra paciente; en este caso se recomienda la **exéresis quirúrgica**. Durante la cirugía debe evitarse el daño de la uretra; no obstante, si esto ocurre (10%) debe repararse en el mimo acto quirúrgico.

Bibliografía
1- Busto Martín, L. et all. (2010). Quiste de la glándula de skene: 4 casos y revision de literatura. *Archivos Españoles de Urología (Ed. impresa)*, 63(3).
2- Luján Marco, S., et all (2009). Quiste parauretral de skene. *Actas Urológicas Españolas*, 33(6).
3- Kazakov DV, et all. Prostatic- type tissue in the lower female genital tract: a morphologic spectrum, including vaginal tubulosquamous polyp, adenomyomatous hyperplasia of paraurethral Skene glands (female prostate), and ectopic lesion in the vulva. *Am J Surg Pathol*. 2010; 34:950-5.
4- Romero Reyes R. et all. Quiste suburetral. Reporte de un caso. *Ginecol Obstet Mex*. 2009; 77:160-4.

Posible agregación familiar en teratomas: Serie de casos.

Ibarra Vilar P, Marín Pérez A, Marín Sánchez MP, Garrido Navarro C, Machado Linde F, Nieto Díaz A.

POSIBLE AGREGACIÓN FAMILIAR EN TERATOMAS:
Serie de casos

Ibarra Vilar P, Marín Pérez A, Marín Sánchez MP, Garrido Navarro C, Machado Linde F, Nieto Díaz A.
Obstetricia y Ginecología Hospital Clínico Universitario Virgen de la Arrixaca (Murcia)

El quiste dermoide de ovario, también conocido como **teratoma**, es el tumor ovárico más frecuente en la edad reproductiva(24-40%) Es un tumor cuyo parénquima está **constituido** simultáneamente por una **variedad de tejidos** que, en conjunto, son derivados de las tres hojas embrionarias (ectodermo, mesodermo, endodermo). Por eso, presenta estructuras como hueso, dientes, grasa, piel, pelo, tejido cerebral...

Serie de casos

Caso 1 : 21 años, durante control ecográfico de su gestación, se observa tumoración quística de 83x73x62mm dependiente de anejo derecho compatible con teratoma. Cuando finaliza la gestación, se realiza quistectomía LPC. El informe de anatomía patológica revela : **teratoma quístico maduro**.

A los poco meses su hermana debuta con un cuadro de dolor abdominal. Ecografía TV: masa de 50mm en OD compatible con teratoma. Se realiza quistectomía LPC. AP informa de : **teratoma quístico maduro**.

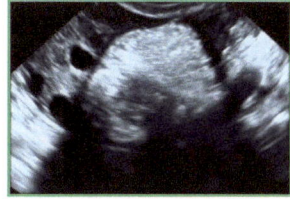

Eco-TV : Tumoración compatible con teratoma

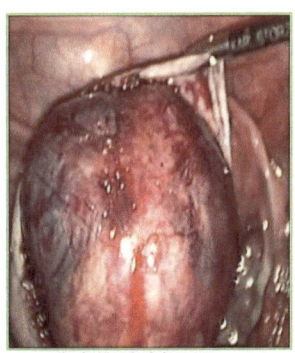

Cirugía LPC : Exéresis de teratoma

Caso 2 : 35 años. En revisión ginecológica rutinaria se observa una tumoración quística de 15x10mm, de diagnóstico incierto, dependiente de anejo izquierdo. Se realiza laparotomía con anexectomía izquierda y exéresis de tumoración derecha conservando tejido sano. La anatomía patológica informa : **Teratoma quístico maduro bilateral con presencia de tejido glial.**

Doce años después, su hija, a los 23 años presenta durante una revisión ginecológica rutinaria una formación de 62x54mm compatible con teratoma de ovario izquierdo. Se realiza quistectomía LPC. El informe de anatomía patológica revela: **teratoma quístico complejo benigno.**

Pocos meses después, su otra hija, con 18 años, en revisión ginecológica, se detecta formación anexial izquierda de 66x64mm compatible con teratoma. Se realiza exéresis LPC . La AP informa de **teratoma quístico maduro con componente neural exagerado.**

Caso 3: Mujer de 36 años que consulta por cuadro de dolor en FID. En ecografía se observa tumoración de 105x60mm en OD. Se realiza ooforectomía derecha por LPC. La AP informa de **teratoma quístico maduro con componente glial.**

5 años después, en una ecografía de control, se evidencia imagen compatible con teratoma en OI. Esta vez se procede a quistectomía LPC con resultado de **teratoma complejo maduro con componente glial.**

A los 2 años, su hermana, debuta con un cuadro de dolor en FII. Se realiza ecografía donde se observa una imagen de 30x28mm en OI. Se realiza quistectomía LPC. La AP revela **teratoma complejo con componente glial.**

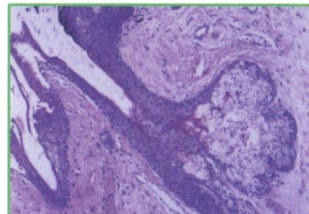

Biopsia : 20x H-E Teratoma ovárico

Discusión

Aunque hay casos descritos de presencia de quistes dermoides en familias, **no se ha evidenciado** en la literatura el **tipo de herencia genética** que pudiera explicarlo. La rareza de estos tumores familiares sugiere que no es una casualidad. Sería necesario realizar investigaciones futuras.

Bibliografía

1- Caspi, B., et all (2003). A Possible Genetic Factor in the Pathogenesis of Ovarian Dermoid Cysts. *Gynecologic and Obstetric Investigation*, 56, pp.203-206.
2- Giambartolomei, C., et all (2009). A mini-review of familial ovarian germ cell tumors: An additional manifestation of the familial testicular germ cell tumor syndrome. *Cancer Epidemiology*, 33(1), pp.31-36.
3- Kotikela, S., et all (2010). Familial Cystic Teratomas: Four Case Reports and Review of the Literature. *Journal of Minimally Invasive Gynecology*, 17(6), pp.S130-S131.
4- Stettner, A., et all (1999). Familial ovarian germ cell cancer: Report and review. *American Journal of Medical Genetics*, 84(1), pp.43-46.

DIE Miliar epiplóica.

Castaño Ruiz I, Ibarra Vilar P, Cánovas López L, Ñiguez Sevilla I, Sánchez Ferrer ML, Marín Sánchez MP, Carrascosa Romero MC, Machado Linde F, Nieto Díaz A.

DIE MILIAR EPIPLOICA

Castaño Ruiz I, Ibarra Vilar P, Cánovas López L, Ñiguez Sevilla I, Sánchez Ferrer,ML, Machado Linde F, Nieto Díaz A.
Servicio de Ginecología y Obstetricia Hospital Clínico Virgen de la Arrixaca (Murcia)

La **endometriosis infiltrante profunda** (DIE : deep infiltrating endometriosis) es una forma compleja de presentación de la enfermedad. Se define como la **infiltración del peritoneo por tejido endometrial**, en una profundidad superior a 5mm.

El lugar de la infiltración abarca diferentes localizaciones : ligamentos útero-sacros, tabique rectovaginal, paredes intestinales, tracto urinario..

Suele producir un **dolor intenso** que afecta a la calidad de vida de las pacientes y aumenta la dificultad en el abordaje quirúrgico.

CASO CLÍNICO

Mujer de 43 años remitida a nuestras consultas por **dismenorrea intensa** de un año de evolución.
Sin AP a destacar. Última revisión ginecológica en 2010, sin hallazgos patológicos. G0, sin deseos genésicos.

Exploración física : Útero doloroso a la palpación y difícil de delimitar. Douglas ocupado por tumoración quística, no móvil de 8-10 cms. Tabique recto vaginal íntegro.
Ecografía-TV : Útero normal. OD : formación quística de 68x61x50mm ecogénica y de contorno liso, que no capta color con el Doppler. Adherida en Douglas y al otro ovario. OI : formación quística de 79x64x56mm de similares características.

Durante el acto quirúrgico se evidencian **endometriomas bilaterales de 8cms, adheridos entre sí y al retrocérvix, que obliteran Douglas.**
Adherencias a recto sigma, hidrosalpinx bilateral y **nódulos endometriósicos** en recto superior, plica vesico uterina y epiplón **(endometriosis severa grado IV)**

Se procede a adhesiolisis y reconstrucción de la anatomía, HAT +DA , escisión de nódulos endometriósicos y omentecomía parcial vía LPT.

El informe anatomopatológico reveló **endometriosis a nivel uterino, epiplón y plica vesico uterina.**

El postoperatorio cursó con normalidad y la paciente fue dada de alta con posteriores controles en consulta.

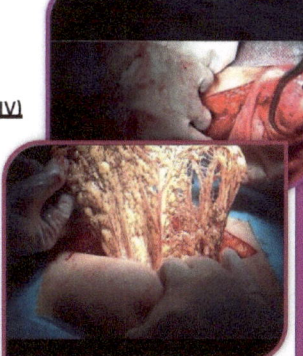

Imágenes 1y2 : Vista macroscópica durante cirugía

DISCUSIÓN

La endometriosis profunda, supone un **reto tanto diagnóstico como terapéutico.**
Los síntomas más frecuentes incluyen dismenorrea, dispareunia, disquecia, disuria y dolor pélvico crónico.

Hay que considerarla una **enfermedad multisistémica** (afectación de aparato digestivo, vías urinarias..) por lo que debe ser manejada por un equipo multidisciplinar.

El **tratamiento quirúrgico es la opción más efectiva para el tratamiento**. Es eficaz para aliviar la sintomatología.
Sin embargo, las tasas de recurrencia son 30 y 43% a los cuatro y ocho años de seguimiento, respectivamente.

BIBLIOGRAFÍA

-Howard FM. The role of laparoscopy in the evaluation of chronic pelvic pain: pitfalls with a negative laparoscopy. J Am Assoc Gynecol Laparosc 1996; 4:85.
-Weed JC, Ray JE. Endometriosis of the bowel. Obstet Gynecol 1987; 69:727.
- Redwine DB. Ovarian endometriosis: a marker for more extensive pelvic and intestinal disease. Fertil Steril 1999; 72:310.
- Bailey HR, Ott MT, Hartendorp P. Aggressive surgical management for advanced colorectal endometriosis. Dis Colon Rectum 1994; 37:747.
-Pereira RM, Zanatta A, Preti CD, et al. Should the gynecologist perform laparoscopic bowel resection to treat endometriosis? Results over 7 years in 168 patients. J Minim Invasive Gynecol 2009; 16:472.

Endometriosis atípica.

Madrid Gómez de Mercado, M.D; Castaño Ruiz, I, Cánovas López, L; , Ñíguez , I; Marín Pérez, P; Llanos, M.C; Machado Linde, F; Nieto Díaz,A.

Endometriosis atípica.

Madrid Gómez de Mercado,M.D; Castaño Ruiz,I, Cánovas López,L; ,Ñíguez ,I; Marín Pérez,P; Llanos,M.C; Machado Linde, F; Nieto Díaz,A.
Hospital clínico universitario virgen de la Arrixaca

INTRODUCCIÓN

.La endometriosis es una condición en la que el tejido endometrial crece en lugares ectópicos . Ocurre en mujeres en edad fértil , entre un 10-30%. Una de las formas de endometriosis son los quistes ováricos , llamados endometriomas. Coloquialmente se llaman quistes de chocolate. El diagnóstico viene determinado por la clínica, la exploración ginecológica, y la ecografía vaginal.En algunos recurrimos a la resonancia magnética. **Se puede llegar a un diagnóstico definitivo sin necesidad de estudio histopatológico si la paciente est estudiada en una unidad de endometriosis por un equipo experto.** El tratamiento de esta enfermedad está destinado a controlar la clinica y consiste en provocar ciclos anovulatorios que supriman la clínica. La actitud quirúrgica se llevará a cabo si: estamos ante un endometrioma grande o con sospecha de malignidad, hidrosalpix en el contexto de esterilidad, o clínica refractaria al tratamiento

CASO CLÍNICO

Paciente de 20 Años que consulta por dolor abdominal tras ingesta abundante de alimento. Ha vomitado y tras no notar mejoría ha acudido a Hospital General dónde la han remitido por hallazgo de quiste de >10 cm dependiente de ovario derecho en ecografía abdominal. Afebril. No otra sintomatología.

No AMC. No AP de interés. G0. Menarquia: 10. FM: 5/28.
Antecedentes ginecológicos: Nunca se ha hecho una revisión ginecológica.

EXPLORACIÓN FÍSICA. Tacto bimanual: movilización cervical no dolorosa. No se palpan masas **Especuloscopia** : sin alteraciones
PRUEBAS COMPLEMENTARIAS. Analítica: dentro de la normalidad
Ecografía: Útero de ecoestructura normal. Endometrio de segunda fase. OD: formación quística de ecogenicidad media de 10x55x66 mm que ocupa Douglas, homogéneo, con paredes finas, sin observarse tabiques ni papilas. OI: normal. No líquido libre en Douglas
DIAGNÓSTICO PRINCIPAL Masa anexial. Clasificación morfológica: Unilocular. Impresión diagnóstica: Benigno, GIRADS: 3
Diagnóstico específico: Endometrioma ovario derecho
Marcadores tumorales: Ca 125: 111.

Durante su estancia en planta, la paciente se mantiene controlada clínica y hemodinámicamente. Se decide en sesión quirúrgica intervenir el próximo jueves 28/01.Se informa paciente y familiar que consiente y firma consentimiento informado
.**Procedimiento quirúrgico:** Mediante vía abdominal laparoscópica se visualiza bloqueo por ocupacion total de Douglas por endometrioma de OD aparentemente bilobulado de unos 12 cm adherido firmemente a ovario y trompa contralateral, parte posterior de útero retrocervix y ligamento ancho posterior. Cúpula diafragmática derecha con más de 10 implantaciones superficiales de aspecto endometriósico.
Además se observan nódulos de infiltración profunda en plica vesicouterina, ligamento ancho anterior izquierdo, ligamento ancho posterior izquierdo (sobre uréter izquierdo sin infiltrarlo), úterosacro izquierdo Se realiza finalmente, quistectomía laparoscópica de endometrioma y exéresis de nódulos peritoneales El postoperatorio cursa sin incidencias. La paciente se encuentra asintomática y con buen estado general. La exploración, diuresis y tránsito intestinal son normales. Se decide alta hospitalaria y revisión en un mes para recoger estudio

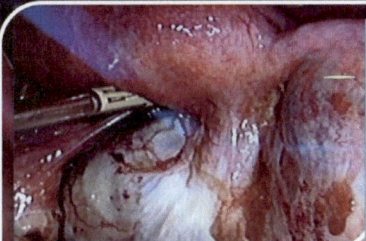

Estudio histopatológico.
Endometrioma de ovario derecho con atipia citológica e incide de proliferación celular KI-67 en torno al 10,5%, con pérdida focal de proteína BAF250A, que podría confirmasa endometriosis atípica. Nódulos endometriósicos confirmados en ligamento ancho izquierdo y lig.Uterosacro izquierdo

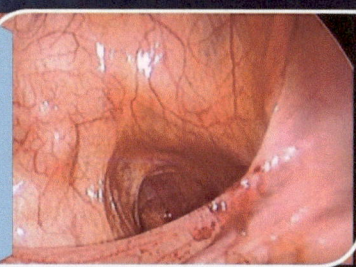

DISCUSIÓN.
La patogénesis de los endometriomas no está clara.
Los hallazgos ecográficos sugestivos de endometrioma incluyen homogenicidad nivel bajo-medio, con una pared gruesa, masa quística (uni o multilocular. Una apariencia de vidrio esmerilado es típico de estos quistes .
Aveces los endometriomas tienen un componente sólido nodular debido al tejido endometrial focal, lo que puede hacer que sea difícil distinguir un endometrioma del verdadero tejido sólido de una neoplasia. Endometriosis parece estar asociada con algunos subtipos histológicos de cáncer de ovario epitelial (como el c. endometrioidde o el de células claras), pero no con otros.
Se han propuesto dos mecanismos para explicar una relación entre la endometriosis y el cáncer de ovario:
- células del tejido endometriósico que sufren una transformacióncon atipias, hasta derivar en cáncer.
- la coexistencia de la endometriosis y el cáncer de ovario puede ser debido a factores de riesgo comunes / mecanismos antecedentes tales como la predisposición genética , desregulación inmune, y los factores ambientales .
ARID1A es un gen supresor de tumores con frecuencia interrumpido en los cánceres de ovario asociado con la endometriosis (ovario de células claras, endometrioide). La mutación ARID1A se ha visto en lesiones preneoplásicas y puede representar un marcador temprano en la transformación de la endometriosis en cáncer El cribado de mujeres con endometriosis para el cáncer de ovario no se recomienda debido a la baja incidencia y la falta de una prueba de detección. Sin embargo, el uso de píldoras anticonceptivas orales o análogos Gnrh,el riesgo de cáncer de ovario en la mayoría de usuarias.

BIBLIOGRAFÍA

Endometriosis torácica.

Castaño Ruiz, I; Marín Sánchez, MP; Cánovas López, L; Ñíguez Sevilla, I; sánchez Ferrer, ML; Machado Linde, F; Nieto Díaz, A.

ENDOMETRIOSIS TORÁCICA

Castaño Ruiz, I; Marín Sánchez, MªP; Cánovas López, L; Ñíguez Sevilla, I; sánchez Ferrer, ML; Machado Linde, F; Nieto Díaz, A.

HOSPITAL CLÍNICO UNIVERSITARIO VIRGEN DE LA ARRIXACA

INTRODUCCIÓN

La presentación más frecuente (70 a 73 por ciento) de la endometriosis torácica es el neumotórax catamenial. Pecho o dolor escapular es el síntoma más común, ocurre en el 90 por ciento de los pacientes. La etiología aún no está clara, barajándose las teorías de metaplasia del celoma en tiempo fetal, regurgitación transdiafragmática de tejido endometrial, entre otras. Se localiza en el lado derecho en el 90% de los casos

CASO CLÍNICO
Mujer 36 años
Esterilidad primaria

- 4 Neumotórax espontáneos (2012) coincidiendo con mestruación
- Exploración física: nódulo en espacio retrocervical doloroso de 13 x 8 mm VAS 7.
- Eco TV: Afectación tabique recto vaginal por pequeño nódulo de posible origen endometriósico. Resto normal
- TC (foto 1)

Videotoracoscopia: resección de varias lesiones milimétricas en pulmón y diafragma que se envían AP. (foto)

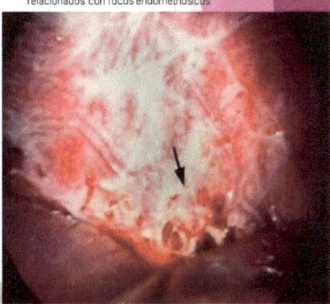

FOTO 1. Neumotórax derecho con la menstruación. TAC con pneumotórax Implantes nodulares hiperdensos de pequeño tamaño en pleura y diafragma que podrían estar relacionados con focos endometriósicos

FOTO 2. Implantes pleuro-diafragmáticos endometriósicos

EVOLUCIÓN

En seguimiento en nuestra consulta, se inicia tratamiento con anticonceptivos hormonales contínuos hasta nueva revisión. En 2014 presenta otro neumotórax espontáneo a las 72h de finalizar menstruación que requiere pleurodesis y talcaje de pulmón derecho. Actualmente en seguimiento con análogos de Gnrh, sin recidivas.
En las últimas revisiones (Octubre 2015) no se observan signos de endometriosis en nuestra valoración ecográfica

DISCUSIÓN

La hemoptisis catamenial por endometriosis torácica es una entidad rara.
Su incidencia es del 6.3%. La mayoría de los pacientes con neumotórax asociado a la endometriosis deben ser tratados con la terapia de supresión hormonal durante 6 a 12 meses. Típicamente, GnRH análogos son los agentes de primera línea para la inhibición de la ovulación. La razón fundamental para la supresión hormonal es que trata de la causa subyacente de la enfermedad, similar a la de los pacientes con enfermedad pélvica.
Tras varias hemoptisis catameniales, la cirugía torácica minimamente invasiva (VATS) y pleurodesis se considera de elección.

El ginecólogo debe considerar su diagnostico en su practica clinica diaria para llevar a cabo un tratamiento de supresión hormonal y/o quirúrgico adecuado y evitar recidiva

BIBLIOGRAFIA

Síndrome de Fitz- Hugh- Curtis. A propósito de un caso.

Lorca Alfaro, S; Peñalver Escolano, E; Carmona Barnosi, A; Sánchez Ferrer, M; Araico Rodríguez, F; Castaño Ruiz, I; Nieto Díaz, A.

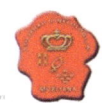 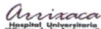

Síndrome de Fitz-Hugh-Curtis. A propósito de un caso.

Lorca Alfaro, S; Peñalver Escolano, E; Carmona Barnosi, A; Sánchez Ferrer, M; Araico Rodríguez, F; Castaño Ruiz, I; Nieto Díaz, A.

INTRODUCCIÓN

El **Síndrome Fitz-Hugh-Curtis** (SFHC) es una perihepatitis secundaria a enfermedad inflamatoria pélvica (EIP). La hipótesis fisiopatológica más aceptada implica la diseminación intraperitoneal de la infección a partir de la cavidad pélvica.
Clínicamente predomina el **dolor en hipocondrio derecho**. Los síntomas de la EIP pueden estar ausentes.
Los datos de laboratorio son inespecíficos y reflejan la existencia de fenómenos inflamatorios (leucocitosis, elevación de VSG y PCR); las pruebas hepáticas habitualmente son normales.
Para el diagnóstico del SFHC clásicamente se admitía la necesidad de laparoscopia o laparotomía, para visualizar las características adherencias en «cuerdas de violín» (típicas de la fase crónica) o demostrar la presencia de los microorganismos implicados; sin embargo, debido a su carácter benigno, hoy en día es aconsejable alcanzar el diagnóstico mediante procedimientos no invasivos. El **TC abdominopélvico** es el método más utilizado, siendo la imagen característica un **realce perihepático a lo largo de la superficie anterior del hígado** en las fases iniciales tras la administración del contraste intravenoso, que refleja el incremento del flujo sanguíneo en la cápsula hepática inflamada.
El tratamiento es similar al de una EIP sin perihepatitis, siendo la evolución satisfactoria en la mayoría de los casos con tratamiento exclusivamente antibiótico.

CASO CLÍNICO

Paciente de 34 años que consulta en URMA por flujo vaginal marronáceo y maloliente desde hace meses y dolor hipogástrico de reciente aparición. Como antecedentes personales presenta ITUs de repetición y cirugía por fibroadenomas mamarios. En tratamiento con parche anticonceptivo. G2P2.
La paciente se encuentra apirética. En la exploración se evidencia un leve dolor a la palpación profunda en hipogastrio sin signos de irritación peritoneal. Al tacto bimanual se evidencia útero en retroversión móvil y cérvix no doloroso a la movilización. En la especuloscopia se observa un flujo marronáceo líquido maloliente. Hemograma, bioquímica y coagulación normales.
Con diagnóstico de vaginosis bacteriana, se pauta cloruro de decualinio vaginal durante 6 días y toma de exudados vaginales para cultivo en su Centro de Salud.

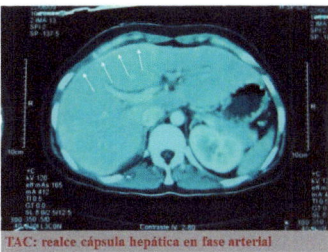
TAC: realce cápsula hepática en fase arterial

Una semana más tarde la paciente vuelve a consultar por dolor abdominal muy intenso de varios días de evolución, sin otra sintomatología acompañante.
La exploración se ve dificultada por intenso dolor, apreciándose signos de irritación peritoneal. No se evidencia dolor a la movilización cervical. Flujo vaginal no valorable por encontrarse con la menstruación.
Ecografía transvaginal: útero de ecoestructura normal. Endometrio lineal. No se evidencian imágenes compatibles con abscesos tubo-ováricos. Ovarios normales. Escasa cantidad de líquido libre en Douglas.
Analítica: Leucocitos: 14.45 x10^3/uL, neutrófilos: 11.90 x10^3/uL, resto hemograma normal. Bioquímica: PCR: 8.71 mg/dL, resto normal. Coagulación normal. Anormal y Sedimentos sin hallazgos.

Se solicita TAC abdomino-pélvico con contraste que informa de útero aumentado de tamaño con mala diferenciación de sus contornos, alteración de la grasa locorregional y discreta cantidad de líquido libre en pelvis menor, compatible con EIP.
Además se observa el hígado aumentado de tamaño de forma difusa, con discreto realce de la cápsula hepática en la fase arterial, sugestivo de perihepatitis.
Con todo ello se diagnostica a la paciente de **Sd. Fitz-Hugh-Curtis**.

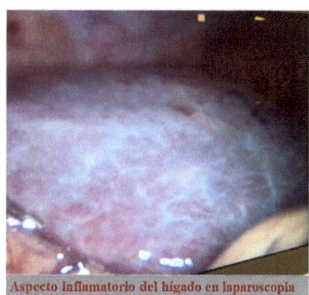
Aspecto inflamatorio del hígado en laparoscopia

Ante la clínica de abdomen agudo se decide realización de laparoscopia, donde se visualizan trompas algo dilatadas en porción distal, ovarios normales, útero normal con serosa friable y escasa cantidad de líquido purulento en Douglas. Se realiza lavado de cavidad y se avisa al servicio de Cirugía General y del Aparato Digestivo que visualiza asas intestinales dilatadas e hígado de aspecto muy inflamatorio y realiza apendicectomía profiláctica.

Durante el ingreso hospitalario se pauta antibioterapia iv con Ceftriaxona, doxiciclina y metronidazol; así como analgesia iv.
El postoperatorio cursó sin incidencias. Tras 1 semana de ingreso la paciente es dada de alta estable clínica y hemodinámicamente, sin signos de infección analíticos ni a la exploración. Al alta continuó durante 7 días más con antibioterapia vo: doxicilina 100/12 hrs, cefuroxima 500/12 hrs y metronidazol 250 mg / 8 hrs.
Posteriormente la paciente acudió a revisión 1 mes después, encontrándose asintomática y con ecografía ginecológica y abdominal normal.

CONCLUSIONES

Considerando que el síndrome de Fitz-Hugh-Curtis tiene una frecuencia estimada del 3 al 37% dentro de las EIP, es muy importante tenerlo en cuenta en el diagnóstico diferencial de dolor abdominal localizado en hipocondrio derecho en mujeres en edad sexualmente activa.

Tabique vaginal transverso VS Atresia vaginal segmentaria.

Lorca Alfaro, S; Sánchez Ferrer, M; Ibarra Vilar, P; Marín Pérez, A; Cánovas López, L; Marín Sánchez, P; Machado Linde, F.

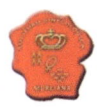

Tabique vaginal transverso vs. Atresia vaginal segmentaria.

Lorca Alfaro, S; Sánchez Ferrer, M; Ibarra Vilar, P; Marín Pérez, A; Cánovas López, L; Marín Sánchez, P; Machado Linde, F.

INTRODUCCIÓN

Un septo vaginal transverso resulta de un fallo en la fusión y / o canalización del primordio vaginal inicialmente sólido formado por el seno urogenital y el tubérculo de Müller (según la teoría más aceptada, aunque discutido), lo cual ocurre en aproximadamente 1 de cada 30.000 a 80.000 mujeres. Estos septos pueden estar localizados en varios niveles de la vagina. Estos septos son generalmente menores de 1 centímetro de grosor y pueden tener un pequeña perforación de localización central o excéntrica. Cuando son mayores se habla de agenesia segmentaria de la vagina.

La **presentación clínica** típica es en una paciente que ha alcanzado el desarrollo puberal completo y que cursa con amenorrea primaria (en el caso que sean completos) o sangrados escasos (los incompletos) y dolor pélvico cíclico o progresivo. En la infancia se puede presentar como mucocolpos, mientras en adolescentes puede desarrollarse un hematocolpos o piohematocolpos. Los genitales externos tienen una apariencia normal.

Al **examen físico** se puede encontrar un abdomen doloroso y una tumoración pélvica y abdominal; el tacto rectal un masa en el tabique rectovaginal.

Se debe completar el estudio con **imágenes** como la ecografía transrectal, abdominal o la resonancia magnética.

Existen diferentes **técnicas quirúrgicas** para solucionar esta patología; La incisión simple suele ser útil para la descompresión inmediata pero el resultado funcional óptimo se obtiene con la escisión quirúrgica del tabique. Los septos de pequeño tamaño pueden ser resecados seguidos de una anastomosis termino-terminal de la mucosa vaginal. Un septo de mayor grosor es más dificultoso. Es esencial mantener una prótesis vaginal durante los meses siguientes ya que el riesgo de recidiva es muy alto.

OBJETIVOS: Exponer la experiencia de nuestro servicio respecto a esta patología, presentando un caso clínico y un análisis del mismo, basándonos en una revisión de la bibliografía.

CASO CLÍNICO

Paciente de 13 años sin antecedentes médicos de interés, nulicoita, menarquia a los 9 años, desde entonces reglas muy escasas (prácticamente inexistentes) y dolorosas; que consulta en la puerta de Urgencias por dolor intenso en fosa ilíaca derecha. Se realiza ecografía transrectal; se evidencia colpo-hematometra muy importante que en total mide 74x84 mm, el polo craneal de esta colección corresponde al cérvix que está totalmente dilatado. En el útero se evidencia hematometra en cantidad menos importante y sin dilatación u ocupación de trompas.

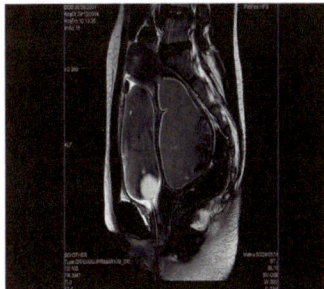

Se pide RMN pélvica que informa de probable tabique en tercio inferior de la vagina que asocia obstrucción hemática retrógrada hacia cérvix y cuerpo uterino, con hematometra a tensión

Se propone evacuación quirúrgica de hematocolpos y hematometra. Durante la exploración quirúrgica se evidencia tabique íntegro y completo vaginal transversal a unos 2 cm del introito, no se visualiza cérvix.
En la cirugía, se realiza exploración rectal dónde se palpa masa elástica que abomba tabique rectovaginal. Se perfora tabique vía vaginal bajo control ecográfico, con aguja de punción de laparoscopia comprobando que alcanza hematocolpos proximal. Introduciendo la sonda de Foley por el foramen, hinchando el balón y traccionando del mismo, ampliamos el orificio en el septo vaginal, consiguiendo evacuación completa de hematocolpos y hematometra.
Se realiza amplia resección de septo vaginal y exéresis de rodetes del septo, dejando continuidad entre vagina proximal y distal.

La paciente es dada de alta tras días de hospitalización con tapón vaginal que se retiró posteriormente y es citada para revisión en consulta hospitalaria.
Durante este período la paciente consulta por emisión de sangre oscura y maloliente por vagina, sospechando por ecografía regeneración del tabique vaginal con piocolpos proximal al tabique.
Ante nueva obstrucción se decide nueva exploración quirúrgica por vía vaginal: se evidencia estenosis del canal vaginal a eliminar hasta 2 cm del introito, siendo imposible la palpación del cérvix.
Se realiza nueva recanalización del canal vaginal con valvas y bisturí eléctrico hasta llegar a unos 7 cm de vagina donde se observa restos de septo transverso, por lo que se realiza exéresis de septo restante. Se deja Balón de Bakri con 150 cc de suero como dilatador vaginal.
Se completa la exploración bajo analgesia con histeroscopia y laparoscopia diagnosticas, sin evidenciarse otras malformaciones asociadas. Se llega en este momento al diagnostico de **atresia vaginal segmentaria**, debido a que el grosor del tabique no parece corresponder con un septo

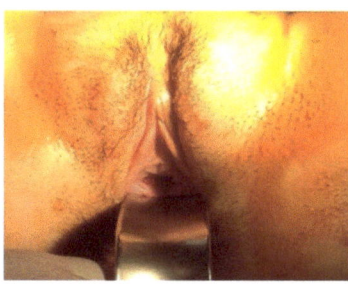

RESULTADOS

Una semana después se realiza nueva exploración en quirófano para conocer el resultado final de la reconstrucción vaginal de las malformaciones de la paciente y se aprecia vagina permeable hasta 12-13 cm sin sinequias ni pegaduras. Se aprecian focos de mucosa vaginal en el tercio externo de la vagina, que no pueden ser anastomosados a los de la porción distal por estar muy distantes, y cérvix bien epitelizado, ligeramente hiperémico en el fondo vaginal. No evidencia de sacos vaginales laterales. Se vuelve a dejar tapón vaginal semirígido contínuo durante 3 meses y de uso nocturno durante 6 meses más para evitar reestenosis vaginal.

CONCLUSIONES

El tabique vaginal transverso y la atresia vaginal segmentaria son anomalías congénitas en las que se ve afectada la canalizacion de la vagina, que inicialmente en su desarrollo embriológico es un órgano sólido. Se trata de una gama de malformaciones poco frecuentes del aparato genital. Si bien, requiere tenerse en mente para su correcto diagnóstico y tratamiento y evitar las complicaciones como las restenosis y secuelas definitivas.

Encefalitis y teratoma de ovario.

Gazabat Barbado, E; Madrid Gómez de Mercado, MD; Carmona Barnosi, A. ; Hernández Hernández, L.; Cánovas López, L. ; Sánchez Ferrer, ML.; Machado Linde, F. ; Nieto Díaz, A.

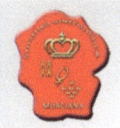

ENCEFALITIS Y TERATOMA DE OVARIO

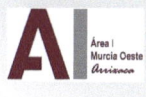

Gazabat Barbado, E; Madrid Gómez de Mercado, MD; Carmona Barnosi, A. ; Hernández Hernández, L.;
Cánovas López, L. ; Sánchez Ferrer, ML.; Machado Linde, F. ; Nieto Díaz, A.

La encefalitis paraneoplásica asociada a teratomas ováricos es un trastorno inmune mediado por anticuerpos. Debe pensarse en esta enfermedad en pacientes jóvenes con rápidos cambios de conducta y manifestaciones psiquiátricas. Es común la confusión con enfermedades infecciosas o tóxico-metabólicas. El tipo más frecuente es la encefalitis relacionada con anticuerpos contra el receptor de NMDA (anti-NMDAR). El ataque inmunológico a este receptor produce un cuadro clínico característico con síntomas que afectan a varios sistemas. Después de un cuadro prodrómico con cefalea, fiebre y síntomas del tracto respiratorio o digestivo, los pacientes desarrollan síntomas psiquiátricos prominentes (agitación, manía, alucinaciones, paranoia) que generalmente preceden a crisis convulsivas, y progresan hacia un rápido deterioro del nivel de conciencia, mutismo, catatonia, movimientos anormales faciales, de tronco o extremidades y alteraciones autonómicas. Pero hay un pequeño grupo de encefalitis en que los anticuerpos anti-NMDAR son negativos, y desarrollan en la mayoría de los casos un síndrome del tronco cerebral-cerebeloso en el que los principales síntomas son ataxia en el 86%, opsoclonus-mioclonus en 45%, disartria en 36%, disminución del nivel de conciencia en el 32%, diplopía u oftalmoparesia en el 18%, y las convulsiones en 18%. A continuación exponemos 3 casos clínicos reales de nuestro servicio:

Caso 1
Paciente de 13 años, cuyo único antecedente personal de interés es una Artritis juvenil con anticuerpos anti-músculo liso positivos. Comienza con cuadro de astenia, afectación del estado general, y episodios autolimitados de alteración del lenguaje, desorientación y alteración psicomotriz. En TC abdomino-pélvico se visualiza una lesión quística de 3,2cm en ovario izquierdo, compatible con teratoma.
Anticuerpos anti-NMDAR positivos.

Caso 2
Paciente de 23 años sin antecedentes personales de interés, que acude a Urgencias por trastorno de conducta con cefalea, irritabilidad, insomnio, alucinaciones, ideas delirantes y falsos reconocimientos. De manera súbita presentó deterioro del nivel de consciencia, convulsiones tónico-clónicas y episodios de hipoventilación e insuficiencia respiratoria que precisó de intubación orotraqueal.. Tras su recuperación se derivó a servicio de ginecología donde en ecografía se detecta imagen compatible con teratoma en ovario derecho de 20x20mm. Anticuerpos anti-NMDAR positivos

Caso 3
Paciente de 28 años monorrena congénita y con útero bicorne, remitida a urgencias por nistagmo y ataxia. Los días previos refería un cuadro febril, y a la exploración se evidenció un cuadro de ataxia troncular y de cuello, mioclonías, hiperreflexia y opsoclonus. En TC abdomino-pélvico se objetiva masa compatible con teratoma en ovario derecho que se confirma con la ecografía ginecológica.
Anticuerpos anti-NMDAR negativos.

En nuestro caso, las tres pacientes presentaban pruebas de imagen cerebrales normales, analíticas, estudio de LCR y serologías negativas. Recibieron tratamiento con metilprednisolona e inmunoglobulinas iv durante una media de 5 días y fueron intervenidas de sus respectivos teratomas, mediante ooforectomía, confirmándose el diagnóstico en la AP.

CONCLUSIÓN:
Los pacientes con teratoma sistémico pueden desarrollar varias formas de encefalitis dependiendo el tipo de anticuerpo, por lo que es importante conocer esta patología pues la prevalencia en pacientes menores de 30 años supera a etiologías víricas y suelen responder de forma adecuada al tratamiento de primera o segunda línea. El tratamiento quirúrgico dentro de los primeros 4 meses del inicio de los síntomas neurológicos ha demostrado ser el mejor predictor de la recuperación. La gran mayoría de casos después de la resección del tumor se recuperan o tienen leves secuelas, sin embargo la mortalidad asciende hasta un 4% de los casos.

Bibliografía:
-Armangue T1, Titulaer MJ, Sabater L, Pardo-Moreno J, Gresa-Arribas N, Barbero-Bordallo N, Kelley GR, Kyung-Ha N, Takeda A, Nagao T, Takahashi Y, Lizcano A, Carr AS, Graus F, Dalmau J. **A novel treatment-responsive encephalitis with frequent opsoclonus and teratoma** ANN NEUROL 2014;75:435-441
Dalmau J, Tuzun E, Wu HY, et al. **Paraneoplastic anti-N-methyl-Daspartate receptor encephalitis associated with ovarian teratoma.** Ann Neurol 2007;61:25-36.
González-Valcárcel J, Rosenfeld M, Dalmau J. **Diagnóstico diferencial en la encefalitis por anticuerpos contra el receptor NMDA.** Neurología. 2010;25(7):409-413.

Amenorrrea e hiperprolactinemia.

Gazabat Barbado, E; Madrid Gómez de Mercado, MD; García Soria, V; Alfosea Marhuenda, E ; Cánovas López, L; Sánchez Ferrer, ML; Machado Linde, F; Nieto Díaz, A.

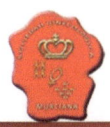 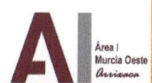

AMENORREA E HIPERPROLACTINEMIA

Gazabat Barbado, E; Madrid Gómez de Mercado, MD; Garcia Soria, V;Alfosea Marhuenda, E ; Cánovas López, L; Sánchez Ferrer, ML; Machado Linde, F; Nieto Diaz, A.

CASO CLÍNICO

Paciente de 39 años remitida de la UGA por masa pélvica a estudio y Ca 125 elevado (160 UI/ml), resto de marcadores negativos. Durante la anamnesis la paciente refiere cefalea, amenorrea de meses de evolución y algias pélvicas. Como antecedentes de interés fue intervenida de tres cesáreas con ligadura de trompas en la última de ellas y colecistectomizada. A la exploración física no se evidencian hallazgos de interés.

Se realizó una **ecografía transvaginal** donde se visualizó un útero en anteversión con un mioma pediculado en segmento posterior izquierdo de 51x29mm, y ovarios dentro de la normalidad. Por otra parte, se solicitó una **analítica** completa, donde las hormonas sexuales y tiroideas eran normales, así como los marcadores tumorales, excepto el Ca 125 que era de 157UI/ml. Además se observaron unos niveles de prolactina aumentados de 7264mUI/L(341.41ng/ml). Ante los hallazgos se solicitó una nueva analítica para confirmar la posible hiperprolactinemia, cuyo resultado es 7966mUI/L(374.4ng/ml) y una **RMN** de manera preferente, en la que se visualiza una masa quística selar y supraselar de 15.6x20mm con compresión del quiasma óptico, que es sugestiva de un macroadenoma quístico con sangrado subagudo.

Ante el diagnóstico de **prolactinoma hipofisario** es remitida a consultas externas de Neurocirugía que deciden junto con el servicio de Endocrino comenzar tratamiento médico con Cabergolina y revisión en 6 meses con nueva analítica y RMN.

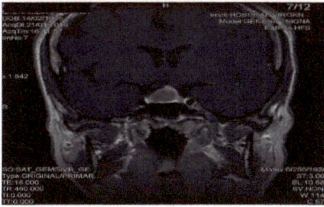 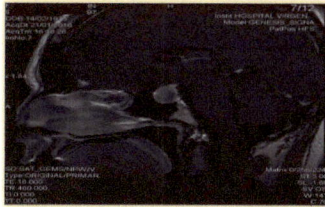

DISCUSIÓN

La correcta identificación de la causa de la hiperprolactinemia es crucial para el tratamiento, siendo el prolactinoma la causa patológica más común de ésta. **Los prolactinomas son los adenomas hipofisarios que más frecuentemente afectan a las mujeres jóvenes en edad fértil.** La hiperprolactinemia causa hipogonadismo, disfunción sexual, irregularidad menstrual o amenorrea. Los macroprolactinomas pueden provocar cefalea, alteraciones visuales e hipopituitarismo.

Los **agonistas de la dopamina** son la primera línea de tratamiento, siendo la cabergolina la mejor opción debido a su alta eficacia (80-90% de los pacientes responden al tratamiento) y tolerabilidad, lo que lleva a una reducción tanto de los niveles de prolactina en suero como de las dimensiones del tumor.

La **neurocirugía**, principalmente por la vía transesfenoidal, está indicada en los casos refractarios o intolerantes al tratamiento médico. La radioterapia está en desuso en la actualidad debido a su baja eficacia y numerosos efectos secundarios. En los prolactinomas agresivos y resistentes se ha mostrado eficaz el temozolomida, que es un antineoplásico del grupo de los alquilantes. Finalmente, los inhibidores de la tirosin-quinasa están siendo empleados en los últimos años como una útil herramienta adicional.

Bibliografía:
- Glezer A1, Bronstein MD1. Prolactinoma. Arq Bras Endocrinol Metabol. 2014 Mar;58(2):118-23.
- Ezzat S, Asa SL, Couldwell WT, Barr CE, Dodge WE, Vance ML, et al. The prevalence of pituitary adenomas: a systematic review. Cancer. 2004;101(3):613-9.
- Miyai K, Ichihara K, Kondo K, Mori S. Asymptomatic hyperprolactinaemia and prolactinoma in the general population-mass screening by paired assays of serum prolactin. Clin Endocrinol (Oxf). 1986;25(5):549-54.

Tumor de Brenner.

Gazabat Barbado, E; Madrid Gómez de Mercado, MD; Marín Sánchez, P; Cánovas López, L; Peces Rama,A; Sánchez Ferrer, M; Machado Linde, F; Nieto Díaz, A.

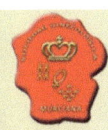

TUMOR DE BRENNER

Gazabat Barbado, E; Madrid Gómez de Mercado, MD; Marín Sánchez, P;
Cánovas López, L; Peces Rama, A; Sánchez Ferrer, M;
Machado Linde, F; Nieto Díaz, A.

CASO CLÍNICO

- Paciente de 52 años que consulta por sangrado postmenopáusico tras 5 años de amenorrea. Es secundigesta con 2 partos. Menarquia: 13 años. Menopausia: 47 años. Última citología hace 2 años normal. Como **antecedentes personales** presenta obesidad, osteoporosis en columna y cadera, protrusiones discales a nivel lumbar e incontinencia urinaria mixta. Fue intervenida en 2007 por histeroscopia de una polipectomía múltiple y una fascitis plantar en pie derecho.

- A la **exploración** se objetiva: vulva de aspecto normal, vagina atrófica y poco elástica, cérvix normoepitelizado, visualizándose sangrado activo como regla procedente de cavidad. Se toma **biopsia de Cornier** que la AP informa de endometrio activo postmenopáusico.

- En la **ecografía transvaginal**: útero en anteversión de ecoestructura normal y endometrio lineal. OD: formación quística de 60x61mm, heterógenea, con eco lineales y sombra acústica, no vascularizada, compatible con teratoma quístico. OI: atrófico. Douglas libre.

- Analítica con **marcadores tumorales** negativos.

- *Diagnóstico de sospecha: Teratoma de ovario derecho.*

- Se solicita preoperatorio y se realiza una anexectomía derecha mediante laparoscopia. La paciente durante el postoperatorio evoluciona favorablemente, por lo que es dada alta y se cita para control en 2 meses en consulta de Ginecología.

- La AP definitiva informa de un tumor con abundante estroma, benigno, colagenizado y con depósitos de calcio. Además hay nidos epiteliales de tamaño variable, sólidos o glandularoides, de células claras que recuerdan a epitelio transicional y presenta núcleos hendidos frecuentes. No atipias ni mitosis.

- Diagnóstico definitivo: **Tumor de Brenner ovárico.**

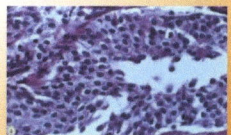

CONCLUSIÓN

El tumor de Brenner representa el 1.5% de los tumores de ovario. Se define como un tumor de células transicionales compuesto por células uroteliales dispuestas en agregados sólidos o quísticos sobre un estroma fibroso. Se ha subdividido en benigno (95%), borderline (3-4%) y maligno (1%).
El tumor de Brenner benigno constituye el 5% de los tumores epiteliales benignos.

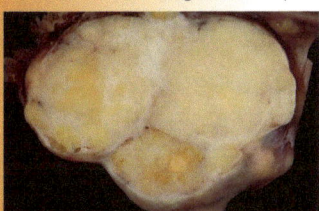

La mayor parte aparecen en mujeres entre 30 y 60 años, como neoplasias asintomáticas menores de 2 cm, descubiertas casualmente en ovarios extirpados por otras causas. En menos de 10% de los casos el tumor mide más de 10 cm o es bilateral. Se trata de tumores bien delimitados, lobulados, de consistencia firme y aspecto fibroso; pueden estar parcialmente calcificados, así como son frecuentes pequeños quistes en su interior.

En virtud de la rareza de este tumor es importante hacer un buen diagnóstico para un correcto tratamiento y pronóstico en beneficio de la paciente. Para un tratamiento adecuado es de vital importancia el reporte histopatológico para determinar su pronóstico.

Bibliografía:
- Roth L.M, Sternberg WH. Proliferating Brenner tumors. Cancer 1971; 27:687 -693. 3
- Roth L.M, Dallenbach-Hellweg, Czernoblisky B. Ovarian Brenner Tumors I. Metaplastic, Proliferating, and of Low Malignant Potential. Cancer 1985; 56:582-591. 4
- Balasa RW, Adcock LL, Prem KA, Dehner LP. The Brenner tumor: a clinicopathologic review. Obstet Gynecol 1977; 50:120-128 5

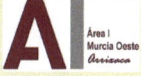

Cistoadenoma seroso gigante.

Madrid Gómez de Mercado, MD; Gazabat Barbado, E; Hernández Hernández, L; Cánovas López, L; Marín Sánchez, P; Sánchez Ferrer, ML; Machado Linde, F; Nieto Díaz, A

CISTOADENOMA SEROSO GIGANTE

Madrid Gómez de Mercado, MD; Gazabat Barbado, E; Hernández Hernández, L; Cánovas López, L; Marín Sánchez, P; Sánchez Ferrer, ML; Machado Linde, F; Nieto Díaz, A.

CASO CLÍNICO

Mujer de 42 años remitida a UGA para valoración por sospecha de quiste de ovario gigante visualizado en ecografía abdominal. Asintomática. Se le realizó ecocardiografía por HTA en la que se visualizó VI hipertrófico hiperdinámico con IM e IAo ligeras. Nunca ha tenido clínica a nivel cardiológico. No presenta antecedentes de interés. Nuligesta.
Menarquia: 13 años. FM:4/30.
En ecografía transvaginal se visualiza tumoración ovárica gigante en OI de más de 30 cm que ocupa todo el abdomen, bien delimitada y de contenido líquido. No se visualiza líquido libre.
Diagnostico de sospecha: Cistoadenoma seroso gigante.

Se remite a HUVA para estudio:
· **Exploración abdominal:** masa quística, elástica, que llega a ombligo, no dolorosa a la palpación.
· **Marcadores tumorales:** resultaron normales. Ca 19.9: 24, Ca 125: 23. CEA 2.7.
· **Ecografía TV:** útero en anteversión de ecoestructura normal, endometrio de 7 mm. OD: normal. OI: se visualiza formación quística gigante de 250x170x300mm, sonoluscente, paredes lisas y no vascularizado. Superficie interna regular, sin visualizarse septos. No sombra acústica. No se visualiza parénquima ovárico.
Impresión diagnostica benigna. GIRADS 3.
Diagnostico de sospecha: Cistoadenoma seroso gigante OI.

· **Cirugía:** Anexectomía izquierda laparoscópica.
Se visualiza quiste gigante de más de 30 cm dependiente de OI que imposibilita la visualización de cavidad abdominal, ocupando toda la pelvis hasta diafragma.
Se visualiza dilatación diafragmática a nivel pericárdico que se valorara mediante interconsulta a cardiología, por sospecha de dilatación/hipertrofia ventricular en paciente cardiaca (insuficiencia mitro-aortica leve) y ECG con BRI.
Se punciona el quiste y se aspira contenido liquido seroso (7 litros aprox) mandando muestra para análisis citológico.
Se realiza anexectomía reglada con bipolar y tijera y se extrae a través de puerto umbilical.
· **AP:** Cistoadenoma seromucinoso simple de ovario.

Tras su estancia hospitalaria postoperatoria, ante los hallazgos cardiológicos y la HTA de la paciente, pese a encontrarse asintomática, es valorada por cardiología. Se encuentra hemodinámicamente estable, con TA normal en dicho momento, y presentando exploración cardíaca rítmica son soplo sistólico en ápex II/IV con leve 4R.
Eco transtorácica: FEV1 54%. Insuficiencia mitral ligera. Insuficiencia aortica trivial. PSAP: 25-30 mmHg. La paciente se remite a su cardiólogo habitual de manera preferente.

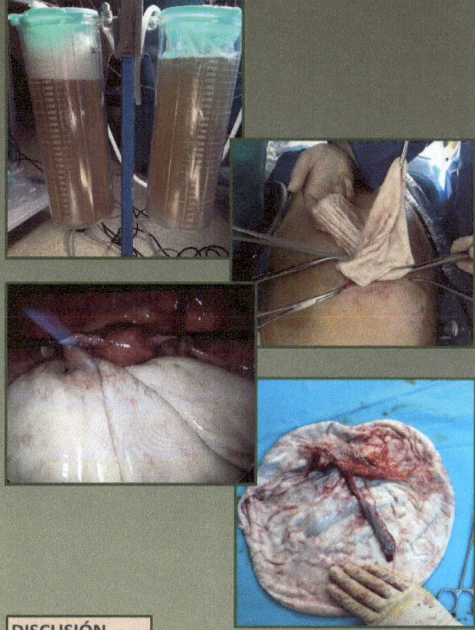

DISCUSIÓN

Los tumores benignos del ovario no constituyen un grupo bien definido, pues si bien alrededor del 75-85% son evidentemente benignos, otros en su evolución pueden malignizarse.
El riesgo de presentar tumores epiteliales se incrementa con la edad, pues el ovario humano nunca pierde su capacidad para generar tumores.
Dentro de la clasificación de los tumores de ovario, el cistadenoma seroso es el más frecuente de aquellos que provienen del epitelio celómico superficial. Representan los tumores ováricos más frecuentes, constituyendo del 20 a 50% de todos los tumores ováricos. Tiene potencial de malignizarse en un 30% de los casos.
La mejor forma de confirmar el diagnóstico es por ultrasonidos. Se puede corroborar por TAC. El Ca 125 rara vez se eleva en tumores benignos como en este caso.
En relación al tratamiento quirúrgico, no es confiable la inspección macroscópica simple para determinar si un quiste ovárico es benigno o maligno. Es necesario realizar la escisión completa del ovario, aun cuando no haya evidencia definitiva de malignidad.
El manejo laparoscópico de los quistes ováricos se ha convertido en el estándar de oro para su resolución quirúrgica.

http://www.ncbi.nlm.nih.gov/pubmed/15932823
http://sisbib.unmsm.edu.pe/bvrevistas/ginecologia/vol49_n1/cistoadenoma.htm
http://bvs.sld.cu/revistas/mciego/vol16_supl1_10/pdf/t13
http://bvs.sld.cu/revistas/san/vo_16_6_12/san13612.pdf

Neoplasias de estroma endometrial en localizaciones extrauterinas.

García Soria V, Carmona Barnosi A, Gazabat Barbado E, Sánchez-Ferrer ML, Cánovas López L, Marín Sánchez P, Nogales FF.

NEOPLASIAS DEL ESTROMA ENDOMETRIAL EN LOCALIZACIONES EXTRAUTERINAS

García Soria V, Carmona Barnosi A, Gazabat Barbado E, Sánchez-Ferrer ML, Cánovas López L, Marín Sánchez P, Nogales FF.
Hospital Universitario Virgen de la Arrixaca, Murcia

INTRODUCCIÓN:

Dentro de los tumores mesenquimales uterinos se encuentran los tumores del estroma endometrial (TEE), que a su vez se dividen en nódulo estromal endometrial (benigno, bien circunscrito y sin invasión vascular) y el sarcoma del estroma endometrial (SEE), antes denominado «miosis estromal endolinfática», que representa el 0,25% de los tumores malignos uterinos.

TUMOR	POTENCIAL MALIGNO	ATIPIAS	MITOSIS
NÓDULO ESTROMA ENDOMETRIAL	Ninguno	Ligeras	0-3 por campo
SEE BAJO GRADO	Intermedio	Moderadas	Menos de 10
SEE ALTO GRADO	Alto	Marcadas	Más de 10

Los TEE se localizan en útero y ovario. Histológicamente, pueden exhibir una amplia gama de diferenciaciones. Su potencial maligno es a menudo definido por su actividad mitótica , la presencia de márgenes invasores y su eventual invasión linfovascular. Los sarcomas de bajo grado representan los tipos más frecuentes de tumores del estroma endometrial, mientras que los nódulos benignos endometriales estromales son menos comunes. La mayoría de los casos se originan en focos de endometriosis. Los casos primarios fuera de las localizaciones habituales se han reportado en el colon, el septum rectovaginal, e incluso en la placenta de un recién nacido. La localización vulvovaginal es mucho más excepcional y no hay ningún artículo que las resuma. Por este motivo hicimos una revisión de los casos comunicados en esta localización.

CASO CLÍNICO: Nulípara de 47 años, sin antecedentes de interés, que consulta por sensación de cuerpo extraño en vagina. Exploración física: vulva normal, masa polipoide, pediculada de unos 2 cm en cara posterior de vagina, cerca del introito. Resto de aparato genital normal. Resección completa de nódulo. No se hallaron otras lesiones. La histeroscpia y la RMN abdomino-pélvica después de la resección fueron normales. Los niveles de CA125 en rango normal. Seguimiento regular de la paciente durante seis años sin recurrencia.

AP: el examen macroscópico mostró una masa redondeada de 2 cm, blanca- amarilla homogénea y elástica . Microscópicamente, el epitelio vaginal que revestía la circunferencia externa del nódulo mostraba una proliferación homogénea de células de tipo estromal endometrial con límites lineales bien definidos. No se observó invasión del pedículo o en vasos circundantes (Figura 1A). Las células sin atipia y la falta de mitosis proliferaban en capas difusas con abundantes tractos de colágeno y extensa hialinización de distribución perivascular (Figura 1B). Con focos de calcificación menores y macrófagos espumosos. Inmunohistoquímica confirmó la naturaleza del estroma endometrial del tumor por su coexpresión de CD10 y los receptores de estrógeno y progesterona (Figuras 2A-2B). Los marcadores de músculo liso como h-caldesmón y desmina fueron negativos.

Características clínico-patológicas de TEE en localización vulvo-vaginal

Referencia	Número	Localización	Tipo de tumor Estroma endometrial	Afectación de otros órganos	Asociación endom etriosis
Berkowitz et al [1]	1	vagina	Sarcoma	-	+
Kondi-Paphitis[2] et al	1	vagina	Sarcoma	-	+
Corpa et al [3]	1	vagina	LGESS	-	-
Liu et al [4]	1	vagina	Sarcoma	-	-
Masand et al [5]	1	vagina	Sarcoma	Pelvis	+
Masand [5]	1	vagina	Sarcoma	-	-
Masand et al [5]	1	vagina	Sarcoma	Pelvis	-
Masand et al [5]	1	vagina	Sarcoma	Metastasis	NA
Masand et al [5]	1	vagina	Sarcoma	colon	+
Masand et al [5]	1	vagina	Sarcoma	Pelvis	+
Irvin et al [6]	1	vulva	Sarcoma	Pulmón	+
Androulaki [7]	1	vulva	LGESS	metastasis tardía	NA

DISCUSION: Se trata de un nódulo del estroma endometrial en la vagina en una paciente premenopáusica. Nuestro caso es único, ya que no hay constancia de esta variante de tumores del estroma endometrial, es decir, de lesión del estroma endometrial benigna, con localización extrauterina. Histológicamente, los nódulos del estroma endometrial tienen márgenes lineales, lisos con atipia mínima o mitosis y con frecuencia presentar un color amarillo; posiblemente debido a la presencia de macrófagos espumosos. Es característico que no sea invasivas y que no penetran en la cápsula o en vasos adyacentes. El presente caso es un ejemplo de una lesión de este tipo en un lugar muy inusual. Su naturaleza benigna se confirmó por la ausencia de recidiva local después de un largo seguimiento. Sin embargo, hay que tener en cuenta que algunos tumores del estroma endometrial puede experimentar recurrencias muy tarde. El diagnóstico histopatológico fue relevante para el manejo de este caso, con la caracterización de la celularidad del estroma endometrial basado tanto en la morfología celular y en la coexpresión de marcadores característicos tales como CD10, receptores de estrógeno y progesterona. En el diagnóstico diferencial, la ausencia de los marcadores inmunohistoquímicos de músculo liso excluyó el leiomioma más comúnmente encontrado en la vagina, un tumor, especialmente en sus variantes celulares, que pueden parecerse a los de nódulos del estroma endometrial benignos . Un diagnóstico preciso de estos nódulos del estroma endometrial benignos es importante ya que la cirugía conservadora local es curativa.

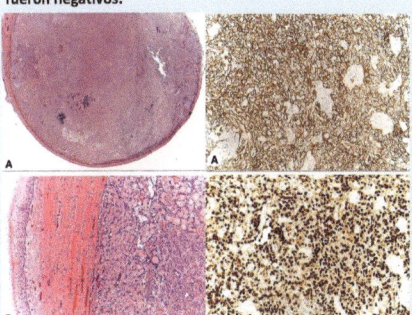

Comparación de la clínica pre y postquirúrgica de pacientes con POP quirúrgicos tratados con cirugía clásica.

Sánchez Ferrer M., Garcia Soria V., Hernadez Hernadez L., Moya Jimenez L., Prieto Sanchez M.

COMPARACIÓN DE LA CLÍNICA PRE Y POSTQUIRÚRGICA DE PACIENTES CON PROLAPSO DE ORGANOS PELVICOS QUIRÚRGICOS TRATADOS CON CIRUGÍA CLASICA

Sánchez Ferrer M., Garcia Soria V., Hernadez Hernadez L., Moya Jimenez L., Prieto Sanchez M.
Hospital Clinico Universitario Virgen de la Arrixaca, Murcia, Murcia, España

1. OBJETIVOS

Analizar las intervenciones de histerectomía vaginal más plastias (HV+P) realizadas en nuestro Hospital desde enero de 2013 a diciembre de 2014. Describimos las características demográficas y clínicas de nuestra muestra, analizando los posibles factores etiopatogénicos del prolapso de órganos pélvicos. Uno de los objetivos principales fue comparar la clínica previa a la cirugía de estas pacientes con la clínica en las siguientes revisiones posquirúrgicas. Tuvimos especial interés al analizar los problemas relacionados con la incontinencia urinaria referida previa a la cirugía y al compararla con los resultados obtenidos tras ella. Clasificamos la incontinencia urinaria en los siguientes tipos: incontinencia urinaria de esfuerzo (IUE), de urgencia (IUU), mixta (IUM) o incontinencia de esfuerzo oculta (IUEO).

2. MATERIAL Y METODOS

Analizamos a 145 pacientes intervenidas de HV+P. Para el diagnóstico y tipo de incontinencia utilizamos la anamnesis, la exploración física (con el test de 300 ml en decúbito supino y bipedestación) y el estudio urodinámico. Para detectar la IUEO redujimos el prolapso digitalmente (hacia el sacro, para no comprimir la uretra ni realizando tracción excesiva) o bien mediante la inserción de pesario. Se solicitaba estudio urodinamico cuando la paciente refería síntomas de incontinencia urinaria en la anamnesis o se detectó el signo durante la exploración física.

3. RESULTADOS

Las características de nuestra población son: edad media de 64 ± 10 años, IMC de 28 ± 4 Kg/m². El 55,7% había tenido 3 ó más partos. El 73,3% había tenido un parto vía vaginal eutócico, precisando instrumentación el 26,6 % de ellas. Un 26,1% había dado a luz un feto con más de 4000gr. El 87,9% era menopáusica previa a la cirugía de suelo pélvico, siendo 51 ± 4 años la edad media de la menopausia. El 28,1 % había usado pesario como posible alternativa previa al tratamiento quirúrgico.

El motivo de consulta por el cual estas pacientes acuden a nuestro servicio se muestra en la tabla 1 y la exploración física de cada una de ellas previas a la cirugía se muestra en las tablas 2 y 3.

En el estudio urodinámico realizado, 30,6% no tienen IU, 11,8 % muestran disfunción de vaciado y 25,5 % presenta inestabilidad vesical o vejiga hiperactiva.

La primera revisión tras la cirugía se realizó a las 11 $\pm$ 10 semanas (n: 93). La siguiente revisión se realizó entre 23 $\pm$ 11 meses posteriores (n: 69).

TABLA 1. MOTIVO DE CONSULTA					
Anamnesis	Bulto	Bulto + IUE	Bulto + IUU	Bulto + IUM	Bulto + urg miccional
Preqx	69,4%	6,9%	10,4%	9,8%	3,5%

TABLA 2. TIPO DE INCONTINENCIA				
No IU	IUE	IUU	IUM	IUEO
82,1%	5,7%	2,9%	2,1%	7,1%

TABLA 3. TIPO Y GRADO DE PROLAPSO DE ÓRGANOS PÉLVICOS			
	No	$\leq 2°$	$\geq 3°$
Prolapso uterino	0,7%	24,8%	74,5%
Cistocele	9,7%	30,4%	59,7%
Rectocele	44,5%	47,4%	8%

En la anamnesis de la última revisión:
- Bulto previo: 61,4% queda asintomática, 18% nota bulto, el 6,8% refiere IUU y 4% urgencia miccional.
- Bulto e IUE previa: 85,7% queda asintomática y 14,3% queda con IUE.
- Bulto e IUU previa: 45% queda asintomática, el 45% con IUU y el 9% con urgencia.

En la primera revisión del POP:
- Prolapso cúpula: el 95,7 % no presentaba, un 2,2% de 3° y el resto de menor grado.
- Cistocele: 88,8 % no presentaba y un 8,7% de 1°.
- Rectocele: 89,1 % no presentaba, siendo el % restante $\leq 2°$.

En la segunda revisión del POP:
- Prolapso cúpula: 91,5% con cúpula bien anclada, 5,6 % $\leq 2°$ y 2,8% $\geq 3°$.
- Cistocele: 80,3% sin él. 1° en 9,9% de casos y 2° en 8,5%.
- Rectocele: 76,1% ausente, un 15,5 % de 1° y 5,6% de 2°.

Al analizar la exploración física de IU (test 300 ml) en la última revisión postquirúrgica, observamos que el 88,1% tiene un test negativo a IU, un 8,5% presenta IUE, en 1,7% de aprecia IUEO, el 3,4% presenta IUE de novo y el 3,4% IUU de novo.

El resumen de la clínica a largo plazo es el siguiente: el 14,5% refiere bulto, el 11,5% IUU, el 5,8% IUM, el 5,8% IUE y el 4,3% IUU.

4. CONCLUSIONES

La mayor incidencia de prolapso se aprecia en mujeres sin los factores etiopatogénicos clásicos descritos para el prolapso de órganos pélvicos, como el antecedente de parto instrumentado o de feto macrosoma. La media de la muestra tampoco presentó obesidad.

La tasa de persistencia de la clínica de bulto en esta serie es del 14,5%, la mayoría dependiendo de rectocele, por lo que debemos incidir en realizar tratamiento no sólo del compartimento prolapsado, sino también profilaxis de todas las debilidades en los demás compartimentos.

La tasa de detección de problemas de incontinencia urinaria asociada al prolapso es variable según el método empleado: anamnesis, exploración física y estudio urodinámico. Pensamos que la combinación de las 3 herramientas es importante para poder decidir si añadir técnica incontinencia a la cirugía del prolapso. Es importante reevaluar los resultados obtenidos para comprobar si la elección de la técnica quirúrgica ha sido correcta. En esta serie (sólo casos operados sin técnica antiincontinencia asociada) comprobamos que los resultados en términos de continencia son satisfactorios, ya que tenemos muy pocos casos con clínica de IUE moderada tras la cirugía, de hecho ninguna ha solicitado realización de técnica antiincontinencia en un segundo tiempo. Vemos también cierta mejoría en las pacientes con clínica previa de incontinencia urinaria de urgencia asociada al prolapso. Por lo tanto no consideramos que sea necesario la petición de estudio urodinámico en todos los prolapsos quirúrgicos, ya que parece improbable que vaya a mejorar los resultados obtenidos.

Prevalencia de disfunción urinaria en paciente con POP quirúrgicos en nuestro medio y descripción de cirugía realizada.

Sanchez Ferrer M., Garcia Soria V., Canovas Lopez L., Ibarra Vilar P., Machado Linde F.

PREVALENCIA DE DISFUNCIÓN URINARIA EN PACIENTES CON PROLAPSO DE ÓRGANOS PÉLVICOS QUIRÚRGICOS EN NUESTRO MEDIO Y DESCRIPCIÓN DE CIRUGÍA REALIZADA

Sanchez Ferrer M., Garcia Soria V., Canovas Lopez L., Ibarra Vilar P., Machado Linde F.

Hospital Clinico Universitario Virgen de la Arrixaca, Murcia, Murcia, España

OBJETIVOS

El objetivo principal fue analizar todos los casos de cirugía de suelo pélvico operados en el nuestro Hospital desde Enero 2013 hasta Julio 2015. Analizamos las características demográficas de nuestra muestra, especialmente los factores de riesgo asociados a la patología del suelo pélvico. Centramos nuestro interés en el problema de la incontinencia urinaria (IU) prequirúrgica asociada o no a los prolapsos de órganos pélvicos (POP). Quisimos analizar la prevalencia de incontinencia asociada al prolapso y el tipo de IU: de esfuerzo (IUE) , de urgencia (IUU), mixta (IUM) u oculta (IUEO). La IU fue diagnosticada tanto en la anamnesis (utilizando cuestionarios ICIQ-SF y Sandvik) como en la exploración física con el test de 300 ml (realizado con prolapso y reduciéndolo digitalmente para detectar posibles IUEO) y en el estudio urodinámico.

MATERIAL Y METODOS

Analizamos 217 pacientes operadas cuyas características eran: edad media 64±10 años (distribución normal) con IMC medio de 28±4. La mayoría fueron multíparas (53,9%) y secundíparas (33.3%). La mayoría no tenían antecedente de partos instrumentados, sólo un 12% tenía parto con fórceps y el 4% con ventosa. El 33% tuvieron recién nacidos macrosomas , el 84% no tenían hábito tabáquico y el 86,4% eran menopáusicas. La edad media de menopausia fue de 50±4 años. Excepcionalmente (sólo un 1,6%) se habían tratado con terapia hormonal sustitutiva. El 8% llevaba tratamiento previo para la incontinencia, siendo en la mayoría fármacos anticolinérgicos. El 23,8% habían sido tratadas con pesario previo a la intervención quirúrgica.

RESULTADOS

Motivo de consulta	Exploración física de IU	Test urodinámico	Tipo de cirugía realizada
❖ Bulto en genitales 57.14%.	❖Test negativo en 59.9%.	❖14,2% no presenta IU.	❖65,47% histerectomía vaginal + plastias (HV+P).
❖ Bulto + IUE 17.97%	❖IUE manifiesta en un 23,04%.	❖IUE en el 16,7%.	❖26,9% HV+P + técnica antiincontinencia transobturadora (TOT).
❖ Bulto + IUU 10.13%	❖Se diagnostica IUEO en 15,66%.	❖IUU en el 5,8%.	❖4,48% Richter (colposuspensión a ligamento sacroespinoso).
❖ Urgencia miccional sin IU asociada a prolapso 2,76% .	❖IUM en 5.06%.	❖IUM en el 22,5%.	❖2,69% plastias vaginales (3 con TOT).
	ICIQ-SF medio: 15±5. Sandvik: 62,5% grave, el 21,9% moderado	❖IUEO en el 22,5%.	❖1 cirugia obliterativa tipo clesis de LeFort con TOT asociada.
		❖Disfunción de vaciado 5%.	
		❖Obstrucción infravesical 0,8%.	

COMENTARIOS

Llama la atención la alta prevalencia de disfunciones urinarias (30.86%) en pacientes que consultan por POP, por lo que siempre ha de tenerse en cuenta las disfunciones urinarias asociadas e investigarlas aunque no sea el principal motivo de consulta. Además, la mayoría de las pacientes con IU asociada tenían incontinencia grave según el test de Sandvik (75%).

Entre las que no refieren incontinencia también hay un alto porcentaje de IUEO, cuya tasa de detección oscila entre el 15,6% de la exploración física y el 22,5% detectada mediante el estudio urodinámico. Esta discrepancia en las tasas de detección de IUEO no se correlacionan con las descritas en el Estudio CARE donde afirman que la tasa más baja de detección de IUEO fue mediante pesario en un 6%. No hay consenso sobre cual es el mejor método de diagnosticar la IUEO. Nuestra tasa de detección con la reducción manual es superior a la comunicada en el estudio CARE, que era de un 16% frente a nuestro 20%. Aún así, la sensibilidad de los test preoperatorios reduciendo el prolapso para predecir la IUEO de novo es sólo el 17-39%.

Se observa que la tasa de detección de problemas urinarios aumenta en general con el estudio urodinámico (en nuestra muestra se realizó en el 55,29% de las pacientes) por lo que pensamos que sería ideal su realización sistemática por el mismo especialista que realiza la anamnesis y la exploración física, ya que al tener que derivarla a otro especialista en nuestro medio genera problemas de lista de espera para la su realización y , en ocasiones, problemas de interpretación al no coincidir siempre con los datos de la anamnesis ni de la exploración física.

La detección de la incontinencia en los prolapsos quirúrgicos condiciona un incremento de las técnicas quirúrgicas antiincontinencia en el mismo acto quirúrgico, que en nuestro medio se tradujo en un 26,9% de histerectomías vaginales con TOT frente a un 65,47% sin TOT. También se añadieron bandas libres de tensión en cirugías por prolapsos de cúpula vaginal e incluso en procesos obliterativos como la cleisis de Lefort.

CONCLUSIONES

Se debe investigar sistemáticamente las posibles disfunciones urinarias asociadas a los prolapsos genitales, especialmente los quirúrgicos, ya que su prevalencia es alta y en un porcentaje importante se puede añadir a la cirugía del prolapso una técnica antiincontinencia.

En nuestro medio, el estudio urodinámico (solicitado cuando la paciente refería problemas urinarios en la anamnesis o bien se detectaban en la exploración física) aumentó la tasa de detección de incontinencia urinaria.

Quedaría por determinar si estaría justificado la solicitud del estudio urodinámico de forma rutinaria o lo que sería mejor, su realización por el mismo especialista que explora a la paciente.

Comparación de la eficacia de la TOT en cirugía aislada vs cirugía combinada con la del POP.

Sánchez Ferrer M., García Soria V., Hernandez Hernandez L., Cánovas Lopez L., Ñíguez Sevilla I.

COMPARACIÓN DE EFICACIA DE LA TÉCNICA ANTIINCONTINENCIA TRANSOBTURADORA (TOT) EN CIRUGÍA AISLADA VS CIRUGÍA COMBINADA CON LA DEL PROLAPSO DE ÓRGANOS PÉLVICOS

Sánchez Ferrer M., García Soria V., Hernandez Hernandez L., Cánovas Lopez L., Ñiguez Sevilla I.
Hospital Clínico Universitario Virgen Arrixaca, Murcia, Murcia, España

OBJETIVOS

El objetivo principal es estudiar la eficacia de la TOT (banda libre de tensión transobturadora) al realizarla aislada para el tratamiento de la incontinencia urinaria (IU) comparándola a cuando la asociamos a la cirugía clásica del prolapso de órganos pélvico (POP). Para ello vamos a seleccionar todos los casos operados de TOT y de histerectomía vaginal + plastias (HV+P)+ TOT en nuestro servicio desde enero 2013 a diciembre de 2014.

MATERIAL Y METODOS

Analizamos a 79 pacientes operadas. 19 pacientes fueron intervenidas de TOT y 60 lo fueron de HV+P+TOT. Las características clínicas de cada uno de los grupos los mostramos en la siguiente tabla:

Carácterísticas de la muestra	Tipo de cirugía	
	HV + P +TOT	TOT
Edad media (años)	65 ± 9	57 ± 11
IMC (Kg/m²)	28 ± 3	29,2 ± 4
≥ 3 partos (n, %)	33 (55)	9 (47,4)
Partos instrumentados (n, %)	9 (50)	6 (50)
Feto macrosoma (n, %)	12 (57,1)	3 (25)
Edad menopáusia	49 ± 4	49 ± 6
Menopáusicas (n, %)	52 (89,7)	13 (72,2)
Tto crónico IUU preqx (n, %)	5 (8,9)	4 (21,2)
ICIQ-SF preqx	13 ± 5/21	18 ± 2 /21
Pesario preqx (n, %)	6 (23,1)	0
Ajuste TOT postqx (n, %)	19 (33,3)	4 (25)
ICIQ-SF postqx	4 ± 3	12 ± 5
Tto IUU postqx (n, %)	8 (13,3)	3 (33,3)

RESULTADOS

⋄ **HV+P+TOT**

Motivo de consulta
- Bulto 23,3%.
- Bulto + IU de esfuerzo (IUE) 43,3%
- Bulto + IU mixta (IUM) 18,3%.
- Bulto + IU de urgencia (IUU) 8,3%.

Exploración física de IU (test 300 ml)
- No IU 11,1%.
- IUE 40,7%.
- IUE oculta (IUEO) 42,6%.

⋄ **TOT**

Motivo de consulta
- Bulto + IUE 5,3 %.
- Bulto + IUM 5,3%.
- IUE 57,9%.
- IUM 31,6%.

Exploración física de IU (test 300 ml)
- No IU 5,3%.
- IUE 78,9 %
- IUM 15,8%.

Tras la cirugía, los resultados en cuanto a incontinencia urinaria obtenidos mediante la anamnesis detallada de las pacientes, dependiendo del tipo de intervención, se muestra en los gráficos situados a la derecha.

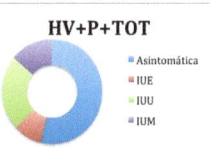
HV+P+TOT

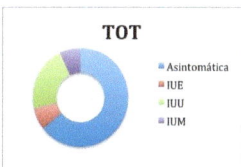
TOT

Cuando el motivo principal de la paciente para acudir a la consulta es un bulto en genital y asocia incontinencia urinaria de esfuerzo manifiesta u oculta, optamos por realizar una cirugía conjunta para el prolapso de órganos pélvicos y para la incontinencia, previo consentimiento informado a la paciente, especialmente en los casos de IUEO donde se les explica la opción de realizar sólo cirugía del prolapso y dejar para un segundo tiempo el tratamiento quirúrgico de la incontinencia de esfuerzo si ésta fuera necesario. La técnica antiincontinencia aislada arroja mejores resultados que cuando se asocia a cirugía de prolapso de órganos pélvicos en cuanto a porcentaje de pacientes asintomáticas en la revisión postquirúrgica (64% frente a un 53% de pacientes sin incontinencia).
Por otro lado, cuando se combinan ambas cirugías (del prolapso y de la incontinencia urinaria de esfuerzo), es mayor el número de pacientes que queda con IUE (9,3% frente a un 7,1% en cirugía solo con TOT), con IUU (23,3% frente a un 21,4% en TOT) y con IUM (14% frente a 7,1%).

CONCLUSIONES

Podemos afirmar que los resultados que obtenemos en cirugía aislada de la incontinencia con TOT son en general mejores que en la cirugía combinada (cirugía del prolapso y de la incontinencia en el mismo acto quirúrgico) en cuanto a los resultados de continencia urinaria referida por la paciente tras la cirugía.

Impacto de cirugía del suelo pélvico sobre continencia postquirúrgica.

Garcia Soria V., Sanchez Ferrer M., Moya Jimenez C., Hernadez Hernadez L., Hernadez Gonzalez A.

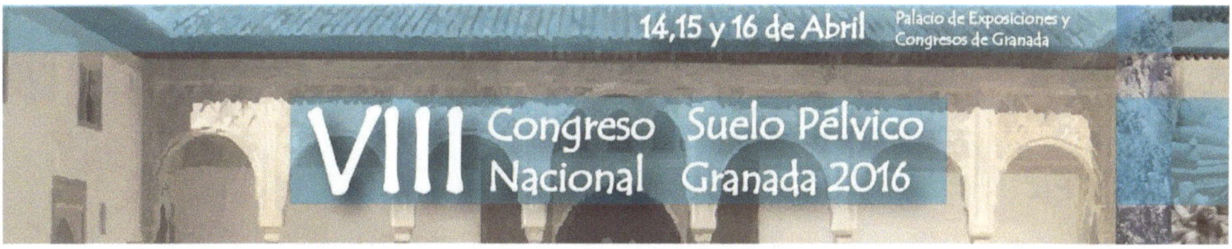

IMPACTO DE CIRUGÍA DEL SUELO PÉLVICO SOBRE CONTINENCIA POSTQUIRÚRGICA

Garcia Soria V., Sanchez Ferrer M., Moya Jimenez C., Hernadez Hernandez L., Hernadez Gonzalez A.

Hospital Clínico Universitario Virgen Arrixaca, Murcia, Murcia, España.

OBJETIVOS

Analizar los casos de cirugía de suelo pélvico intervenidos en el Hospital Universitario Virgen de la Arrixaca entre enero de 2013 hasta diciembre de 2014. El objetivo principal será describir los resultados clínicos postquirúrgicos en términos de incontinencia urinaria (IU), comparándolos con la situación previa a la cirugía. La clínica referida por la paciente se obtiene a partir de una anamnesis cuidadosa, tanto pre y postquirúrgica. La incontinencia urinaria referida puede ser de esfuerzo (IUE), de urgencia (IUU), mixta (IUM) o urgencia miccional.

MATERIAL Y METODOS

Analizamos 243 pacientes intervenidas. Las características de la muestra fueron: edad media de 64±10 años (distribución normal), IMC medio de 28±4 Kg/m^2. El 53,9% había tenido ≥ 3 partos. La mayoría no tenían antecedente de partos instrumentados, sólo un 12% tenía parto con fórceps y el 4% con ventosa. El 33% tuvieron recién nacidos macrosomas. La edad media de menopausia era de 50±4 años y el 86,4% eran menopáusicas previas a la cirugía. Excepcionalmente (sólo un 1,6%) se habían tratado con terapia hormonal sustitutiva.

El 8% llevaba tratamiento previo a la cirugía para la incontinencia (anticolinérgicos). 11 casos tenían cirugía previa de incontinencia y 16 casos tenían cirugías previas de prolapso de órganos pélvicos. 7 casos habían sido histerectomizadas vía abdominal por otros motivos diferentes a prolapso. El 23,8% habían sido tratadas con pesario previo a la intervención quirúrgica.

RESULTADOS

El *motivo de consulta* de las pacientes lo vemos detallado la figura 1. La mayoría acude por bulto en genitales y tras ello le sigue la asociación de bulto a IUE.

Los *tipos de cirugía* realizados fueron:
- 65,47% histerectomía vaginal más plastias (HV+P).
- 26,9% HV+P+ técnica antiincontinencia transobturadora (TOT).
- 4,48% Richter (colposuspensión al ligamento sacroespinoso tras prolapso de cúpula vaginal, 5 de ellos con TOT).
- 2,69% plastias vaginales (3 con TOT).
- 1 cirugía obliterativa tipo clesis de LeFort con TOT asociada.

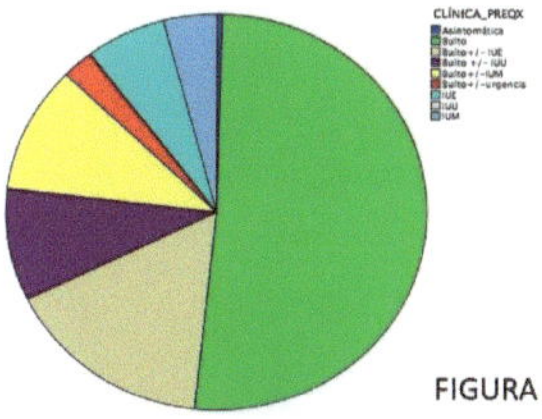

La *primera revisión postquirúrgica* se realizó a las 11 ± 6 semanas tras la cirugía. En la figura 2 podemos ver que la mayoría estaban asintomáticas y entre las que referían síntomas, la mayoría correspondían a IUU seguidas de IUM.

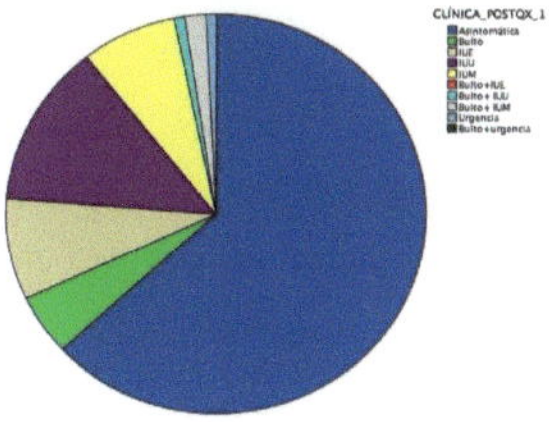

Al *comparar la clínica* referida por las pacientes *antes y después* de la *cirugía* se obtienen los siguientes resultados:
- **No IU prequirúrgica**: sigue sin ella la mayoría (75%). Aparece un 6,9% de IUE de novo y el mismo porcentaje de IUU de novo, así como un 5,1% de IUM.
- **IUE previa**: la mayoría (73,68%) queda continente después. Persiste IUE en un 10,5%. Aparece un 10,5% de IUU y un 5,32% de IUM.
- IUU prequirúrgica: un 41,7% se resuelve y la mitad persiste.
- IUM previa: 36,36% queda con el componente de urgencia, 27,27% persiste con IUM y 31,8% no refiere IU.

FIGURA 1

FIGURA 2

COMENTARIOS

Más de la mitad de las pacientes consulta por alguna patología del suelo pélvico que no lleva asociada afectación de la continencia urinaria. Le siguen aquellas con prolapso de órganos pélvicos que sí asocian algún tipo de incontinencia. Y, en menos de una décima parte de los casos, presentan algún tipo de incontinencia sin prolapso de órganos pélvicos asociado.

Dos tercios de todas las pacientes intervenidas se encontrarán asintomáticas en la revisión realizada postquirúrgicamente, lo que arroja unos buenos resultados a corto plazo sobre nuestra cirugía.

La sintomatología postquirúrgica más frecuente es una incontinencia urinaria de urgencia. Es lógico ya que este tipo de incontinencia no tiene tratamiento quirúrgico (al menos con la cirugía clásica). Preoperatoriamente se advierte a las pacientes que no se va a realizar ningún procedimiento quirúrgico en relación a este tipo de incontinecia y que, a pesar de una posible mejora tras la cirugía del prolapso, el tratamiento es médico. El primer escalón terapéutico para éstas es comenzar un tratamiento con fármacos anticolinérgicos o agonistas de receptores β-3 adrenérgicos. Le sigue en frecuencia la incontinencia urinaria mixta, que puede mejorar parcialmente con los fármacos comentados anteriormente.

CONCLUSIONES

Aunque hay una alta tasa de casos perdidos (45,22%), lo que denota que no siempre estamos preocupados por preguntar por resultados en términos de continencia, la mayoría (65,15%) queda continente tras la cirugía. De aquellas que quedan incontinentes, el porcentaje mayoritario (16.6%) corresponde a IUU, seguida de la mixta (9%), siendo menos frecuente la IUE (6%). Estos resultados son lógicos al ser la IUU la que no tiene tratamiento quirúrgico expreso, aunque en algunos casos mejoran tras la cirugía del prolapso.

Correlación de herramientas diagnosticas previa a cirugía de suelo pélvico.

García Soria V., Sánchez Ferrer M., Hernández Hernández L., Moya Jiménez L., Machado Linde F.

CORRELACIÓN DE HERRAMIENTAS DIAGNÓSTICAS PREVIA CIRUGÍA DE SUELO PÉLVICO

García Soria V., Sánchez Ferrer M., Hernández Hernández L., Moya Jiménez L., Machado Linde F.

Hospital Universitario Virgen de la Arrixaca, Murcia

OBJETIVOS

El objetivo principal de nuestro estudio fue analizar y comparar las pruebas diagnosticas prequirúrgicas de todos los casos intervenidos de patología de suelo pélvico (SP) en nuestro centro desde enero 2013 a diciembre de 2014. Al hablar de patología de SP nos referimos tanto a pacientes con prolapso de órganos pélvicos (POP) (prolapso uterino, cistocele y rectocele), como a aquellas que presentan algún tipo de incontinencia aislada o asociada a POP, ya sea incontinencia urinaria de esfuerzo (IUE), incontinencia urinaria de Urgencia (IUU), incontinencia urinaria oculta (IUEO) o incontinencia urinaria mixta (IUM).

MATERIAL Y METODOS

Analizamos a 243 pacientes operadas. Las características principales de nuestra muestra fueron: edad media de 64 ± 10 años, con IMC medio de 28 ± 4 kg/m^2. El 53,9 % había tenido ≥ 3 partos, siendo secundíparas e 33,3%. De más de la mitad no conocíamos la vía de finalización del parto, pero de las conocidas (34,5%), el 66,6% no había tenido un parto instrumentado; le seguía un 17,8% que había precisado fórceps.

Para el diagnóstico de la patología de SP usamos tanto la anamnesis de la paciente, la exploración física tanto del POP como de la posible incontinencia urinaria (test de 300ml en decúbito supino y bipedestación) y el estudio urodinámico realizado por el servicio de urología de nuestro hospital.

RESULTADOS

El motivo de consulta de 51,1 % de las pacientes fue bulto en genitales, seguido de bulto ± IUE (16%) y bulto ± IUM (10,3%). A la exploración física no encontramos incontinencia en 56,8%, IUE en 21,8% y IUEO en 14,8%. El estudio urodinámico informa de IUM en 23,1%, IUE en 16,7%, no IU en 14,9% e inestabilidad vesical en 12,5%. A continuación vamos a mostrar los resultados obtenidos al compararlas dos a dos:

Anamnesis vs exploración física	Anamnesis vs estudio urodinámico
➢ Tasa del 11,1% de IUEO detectada en el test de 300ml en pacientes con POP sin síntomas de IU. ➢ El 56,8% que refería POP más IUE confirmó la IUE por exploración física. ➢ En aquellas que consultaron por IUE, el test tuvo un 100% de sensibilidad.	➢Un 25% muestra estudio urodinámico normal de aquellas que consultaron por POP sin IU. ➢La urodinamia detecta mayor tasa de IUEO en este grupo (22,7%). ➢Se diagnostica por urodinamia a 2,5% de IUE, 2,5% de IUU y 11,4% de IUM en pacientes que no refieren IU en la anamnesis. ➢La disfunción de vaciado es más frecuente en pacientes con POP sin clínica de IU asociada. ➢De aquellas que consultaron por IUE pura, la urodinamia confirma el 58,3% y el resto las clasifica como mixtas.

Exploración física vs estudio urodinámico
➢Pacientes con test de 300 ml negativo negativo presentan en estudio urodinámico vejiga hiperactiva en un 30,9%, IUE e IUM en 9,5% de los casos y un 7,2% de IUEO. ➢La urodinamia confirma el 40% del total de las IUE detectadas mediante el test de incontinencia. ➢Confirma también un 40% de IUM de las detectadas a la exploración. ➢Las IUEO diagnosticadas por el test clínico se confirman en un 36,7% en el estudio urodinámico.

COMENTARIOS

La mayor concordancia al comparar estas herramientas diagnósticas la encontramos cuando la paciente refiere POP sin IU en la anamnesis y lo confirmamos en la exploración física.

Vemos un 22,8% de IUEO urodinámicas asociadas al POP, rango dentro de lo aceptado en la literatura, porcentaje que baja al 11,1% si el método empleado para diagnosticarlo es el test de 300 ml. La diferencia puede deberse a la diferente forma de ambos procedimientos al reducir el prolapso: en el test de 300 ml es digital, utilizando pesario en el estudio urodinámico.

Es evidente que la urodinamia tiene una mayor sensibilidad para el diagnóstico de incontinencias urinarias y disfunciones urinarias comparado con el test de 300 ml y la anamnesis. Ello nos lleva a preguntarnos si está justificado la realización sistemática de la urodinamia en todos los prolapsos quirúrgicos o si sólo debe reservarse su uso en casos de que la paciente refiera problemas urinarios asociados o estos se objetiven en la exploración física con 300 ml.

En los casos sintomáticos, la urodinamia "reclasifica" la mitad de las IUE "puras" por la anamnesis y el test de 300 ml en IUM, siendo este dato de gran importancia al estar discutida la necesidad de realizar la urodinamia en estos casos. Es importante este dato para poder saber si algunas IUU "de novo" tras técnicas antiincontinencias realmente son de novo o ya existían antes de la cirugía aunque no fueran relatadas por las pacientes.

Por último, la urodinamia no confirmó el 9% de las IUE referidas clínicamente en la anamnesis en las pacientes con POP ni tampoco el 2% de IUU referidas

Carcinoma de endometrio. Valor de la ecografía transvaginal en el estadiaje prequirúrgico.

Jiménez Velázquez,R; Hérrnández Peñalver, AI; Hernández Hernández,L; Llanos Llanos, MC; Martínez Mendoza,A; Nieto Díaz,A.

CARCINOMA DE ENDOMETRIO: VALOR DE LA ECOGRAFÍA TRANSVAGINAL EN EL ESTADIAJE PREQUIRÚRGICO

Jiménez Velázquez,R; Hérrnández Peñalver, AI; Hernández Hernández,L; Llanos Llanos, MC; Martínez Mendoza,A; Nieto Díaz,A.

HOSPITAL CLÍNICO UNIVERSITARIO VIRGEN DE LA ARRIXACA

OBJETIVO

Establecer rendimiento de la ecografía en el estadiaje prequirúrgico del cáncer de endometrio comparándola con la anatomía patológica definitiva, permitiendo adecuar la actitud quirúrgica final

MATERIAL Y MÉTODO

Estudio prospectivo con 31 pacientes diagnosticadas mediante biopsia, a ciegas o guiada por histeroscopia, de Cáncer de endometrio entre Septiembre 2014 y Enero 2015.

Se realizó ecografía vaginal en posición de litotomía y con vejiga vacía, en la Unidad de Ecografía previa a la cirugía, valorando infiltración miometrial <50%/>50% e invasión cervical en plano sagital y transversal.

Cirugía posterior según recomendaciones FIGO y comparación de resultados con anatomía patológica definitiva valorando sensibilidad, especificidad, falsos positivos, falsos negativos y precisión de la ecografía en el estadiaje prequirúrgico del cáncer de endometrio.

Para la realización de los análisis estadísticos se utilizó el paquete estadístico IBM-SPSS 19.0.

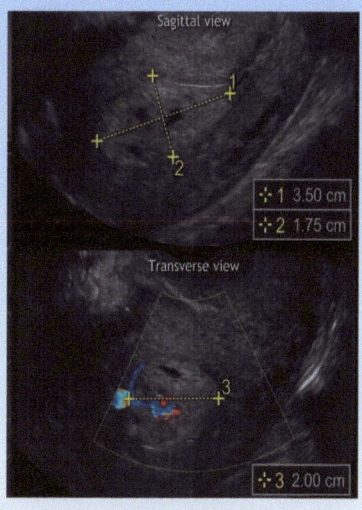

RESULTADOS

De las 31 pacientes incluidas, 26 tenían adenocarcinoma de endometrio tipo I (84%) y 5 pacientes tipo II (16%). El rango de edad fue 40-86 años. En 20 pacientes la ecografía informaba de invasión <50% y en 11 del >50%. El valor diagnostico de la ecografía transvaginal fue de: S 89% E 86% VPN 95% VPP 73% y Precisión 87%.

	IM > 50% AP	IM <50%AP	TOTAL
IM >50% ECO	8	3	11
IM <50% ECO	1	19	20
TOTAL	9	21	31

ECO TV ESTADIFICACIÓN PREQUIRÚRGICA	
SENSIBILIDAD	89%
ESPECIFICIDAD	86%
VPP	73%
VPN	95%
PPRECISIÓN	86%

CONCLUSIONES

Nuestros resultados son satisfactorios, por lo que refuerza la utilidad de la ecografía en el estadiaje prequirúrgico del cáncer de endometrio permitiendo seleccionar adecuadamente los pacientes que precisen o no linfadenectomía pélvica y/o paraórtica.
Los resultados de nuestro estudio se ajustan a la literatura más recientemente publicada

BIBLIOGRAFÍA

-Leisby S; Neerup L; Loft A. MRI,PET/CT and ultrasound in the preoperative staging of endometrial cancer. A multicentre prospective comparative study. Gynecologic Oncology 128 (2013) 300-308.
-Fischerova D, Frühauf F, Zikan. Factors affecting sonographic preoperative local staging of endometrial cancer. *Ultrasound Obstet Gynecol* 2014; 43: 575–585

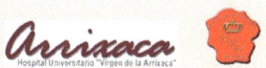

Endometriosis pleuro diafragmática.

Jiménez Velázquez,R; Carmona Barnosi, A, Cánovas López, L; Sánchez Ferrer, ML; Machado Linde, F; Nieto Díaz,A

ENDOMETRIOSIS PLEURO-DIAFRAGMÁTICA

Jiménez Velázquez,R; Carmona Barnosi, A; Cánovas López, L; Sánchez Ferrer, ML; Machado Linde, F; Nieto Díaz,A.
HOSPITAL CLÍNICO UNIVERSITARIO VIRGEN DE LA ARRIXACA

CASO CLÍNICO

Mujer 38 años diagnosticada de esterilidad primaria remitida a Consultas de ginecología por tres episodios de neumotórax espontáneo (Febrero, Marzo 2012 y Mayo 2012) que requirieron toracostomía cerrada con drenaje pleural.

Aporta TC que informa de implantes nodulares hiperdensos de pequeño tamaño en pleura y diafragma que podrían estar relacionados con focos endometriósicos.

En nuestra consulta de endometriosis es diagnosticada de endometriosis pélvica/extrapélvica diafragmática-pleuropulmonar.
Exploración física: nódulo en espacio retrocervical doloroso y VAS 7 para dismenorrea y dispareunia

Exploración física: nódulo en espacio retrocervical doloroso y VAS 7 para dismenorrea y dispareunia

Eco transvaginal: genitales internos de morfología normal. Afectación tabique recto vaginal por pequeño nódulo de posible origen endometriósico.

Videotoracoscopia: resección de varias lesiones milimétricas en pulmón y diafragma que se envían a AP.

En seguimiento en nuestra consulta, no se inicia tratamiento por deseo genésico de la paciente
En 2014 presenta otro neumotórax espontáneo a las 72h de finalizar menstruación que requiere pleurodesis y talcaje de pulmón derecho.
Actualmente en seguimiento sin recidivas.

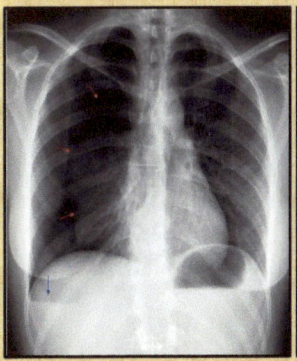 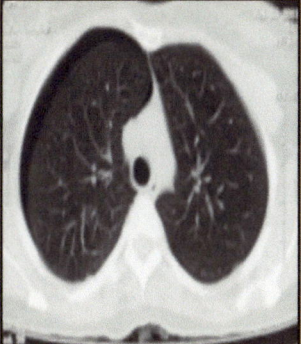 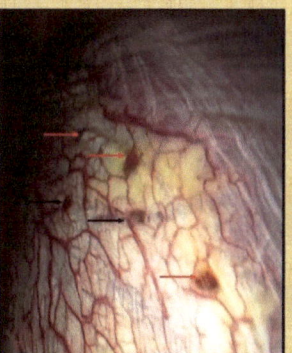

DISCUSIÓN

La endometriosis es la presencia de tejido endometrial fuera de la cavidad uterina. La forma más común es la endometriosis pélvica, y en un 15% aparece extragenital donde la localización torácica es la más frecuente.

La Endometriosis torácica se define como la presencia de tejido endometrial ectópico dentro de la cavidad torácica, es el sitio extra-pélvico más frecuente.

Neumotórax catamenial es una causa neumotórax espontáneo recurrente, en mujeres en edad reproductiva y que ocurre en relación temporal con la menstruación.

Es una entidad rara y su incidencia es del 6.3%. Se localiza en el lado derecho en el 85-90% de los casos.
El ginecólogo debe considerar su diagnostico en su practica clinica diaria para llevar a cabo un tratamiento adecuado y evitar recurrencias.

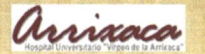

Carcinoma intraductal in situ es adolescente de 15 años.

Moreno C ; Gómez B; Rodríguez J.R; Barceló J.F ; Servet M.C; Nieto A.

CARCINOMA INTRADUCTAL INSITU EN ADOLESCENTE DE 15 AÑOS

Moreno C.; Gómez B; Rodríguez J.R; Barceló J.F ; Servet M.C; Nieto A.
Hospital Clínico Universitario Virgen de la Arrixaca, Murcia

Paciente de 15 años que acude a la consulta remitida de Atención Primaria por nódulo palpable desde hace un año en mama izquierda (MI). Sin antecedentes personales ni familiares de interés. Menarquia:12 años, formula menstrual: 4/25-35 y nuligesta. A la exploración: nódulo palpable único en línea intercuadrántica externa de MI de 3-4cm, bien delimitado, duro, móvil y sin alteraciones en la piel. No se palpaban adenopatías. Aportaba ecografía realizada en centro privado informada como imagen compatible con fibroadenoma de 5cm en MI, BIRADS2.

Se propone para exéresis en quirófano, el resultado del estudio anatomopatólogo, consultado con otro servicio nacional de Anatomía Patologica, informa de fibroadenoma complejo con proliferación intraductal atípica concordante con carcinoma intraductal insitu de grado nuclear bajo-intermedio con un diámetro medio estimado de 1.2-1.5cm y que dista 0.3mm del límite quirúrgico lateral más próximo.

Se decide completar estudio en estudio ecográfico mamario bilateral en MAMA IZQUIERDA se aprecian cambios secundarios a cirugía y en zona retroareolar se evidencia imagen nodular de 17 x 11 mm probablemente benigna (BIRADS 3). Se realiza BAG del nódulo informándose la pieza como cilindros de glándula mamaria con representación parcial de fibroadenoma categoría diagnostica b2. Ante los hallazgos se decide exéresis con arpón en quirófano. Tras la cirugía se decidirá tratamiento adyuvante, además la paciente será remitida a la Unidad de Consejo Genético para realizar el estudio pertinente

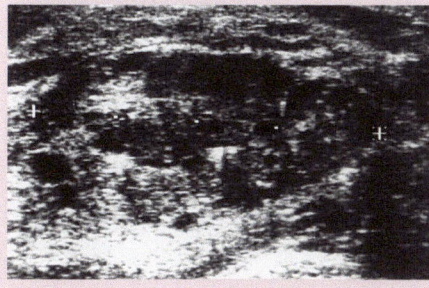 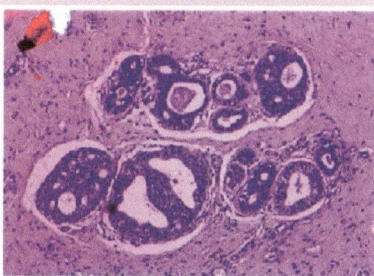

El cáncer de mama en mujeres jóvenes es infrecuente. El fibroadenoma es la lesión mamaria más frecuente en adolescentes y la incidencia de carcinoma en ellos es rara, encontrándose una tasa de malignidad del 4.7% en series publicadas. La decisión de extirpar la lesión depende del nivel de ansiedad familiar, la edad de la paciente así como de los antecedente de cáncer de mama familiares. Se considera indicada la biopsia del fibroadenoma cuando aumenta su tamaño, mide más de 5 cm o es una lesión que persiste en la edad adulta
Un manejo activo en este tipo de lesiones debe ser considerado cuando la clínica y la evolución de la paciente así nos lo indica.

Útero unicorne con cuerno uterino funcionante no comunicante.

Corbalán Biyang S, Cánovas López L, Muñoz Fernández MJ, Sánchez Ferrer ML, Machado Linde F, Parrilla Paricio JJ.

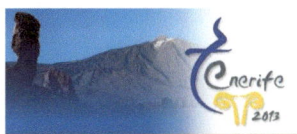

Útero unicorne con cuerno uterino funcionante no comunicante

Corbalán Biyang S, Cánovas López L, Muñoz Fernández MJ, Sánchez Ferrer M, Machado Linde F, Parrilla Paricio JJ*
Hospital Clínico Universitario Virgen de la Arrixaca, Murcia

Introducción

Las malformaciones uterinas constituyen una patología congénita debido a un defecto del desarrollo, fusión o canalización de los conductos de Müller, y se pueden asociar a otras malformaciones genitales, urológicas o rectales.

La incidencia real de malformaciones uterinas es difícil de determinar ya que muchas mujeres no son diagnosticadas, especialmente si permanecen asintomáticas. La prevalencia de anomalías uterinas es del 5.5% en la población general, 8% en mujeres infértiles, 13.3% en aquellas con antecedente de aborto y del 24.3% en mujeres con abortos e infertilidad. Sólo el 0.1% de la población general presenta útero unicorne diagnosticado con métodos óptimos.

Caso clínico

Paciente de 18 años que consulta en urgencias por dolor brusco en fosa ilíaca izda. Refiere episodios previos similares.

Antecedentes personales de pielectasia renal izquierda e hipertransaminemia idiopática desde la infancia. Fórmula menstrual 5/28.

Se realiza ecografía transrectal que informa de posible duplicidad uterina versus teratoma ovárico. Se completa el estudio con histeroscopia y resonancia magnética, que no son concluyentes.

Se decide laparoscopia diagnóstica, que confirma la duplicidad uterina e histeroscopia intraoperatoria que evidencia la no comunicación de ambos hemiúteros. En un segundo acto quirúrgico, se procede a la hemihisterectomía laparotómica del cuerno uterino no comunicante funcionante, con abundante hematometra en su apertura.

Diagnóstico final: Útero unicorne unicollis con cuerno uterino con endometrio funcional no comunicante fusionado.

Tras la cirugía, la paciente evoluciona favorablemente.

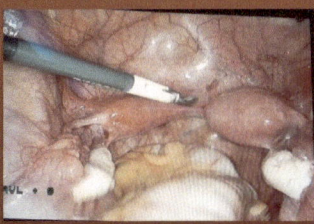
Imagen laparoscópica del útero

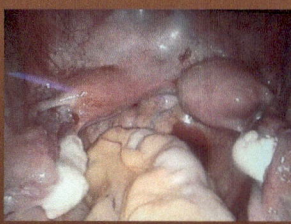
Imagen laparoscópica del útero

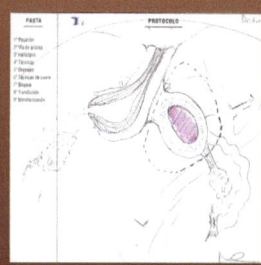
Dibujo de los hallazgos laparoscópicos

Conclusiones

-Mujeres con útero unicorne y dolor abdominal o pélvico crónico o cíclico pueden tener un cuerno uterino con endometrio funcional.
-El gold estándar en el diagnóstico no invasivo de anomalías uterinas es la RM. En caso de duda, la laparoscopia es una opción diagnóstica válida.
-Las indicaciones más comunes para cirugía en casos de anomalías uterinas son el dolor pélvico y los abortos de repetición.

Fístula vesicouterina postcesárea (Sd Youseff).

Corbalán Biyang, S; Montoya Martínez N., Hernández Hernández L., Sánchez Ferrer ML, Machado Linde F; Nieto Díaz, A

Fístula vesicouterina postcesárea (Sd Youseff)

Corbalán Biyang, S; Montoya Martínez N., Hernández Hernández L., Sánchez Ferrer ML, Machado Linde F; Nieto Díaz, A

INTRODUCCION

Las fístulas del tracto urogenital femenino son complicaciones infrecuentes de maniobras obstétricas, patologías pélvicas o del tratamiento de las mismas. De todas ellas la fistula vesicouterina es una de las menos comunes, descrita como una comunicación anormal entre la vejiga y la cavidad uterina o el canal cervical, representando del 2-4% de todas las fistulas urogenitales. En las ultimas décadas nos encontramos ante un aumento en la publicación de literatura medica referente a las fistulas vesicouterinas por el aumento de las cesáreas segmentarias bajas.

CASO CLINICO

Mujer de 34 años. Sin antecedentes personales ni familiares de interés. Cesárea por no progresión de parto en 2009 sin incidencias. Al tercer día postoperatorio en la exploración se evidencia salida de orina por vagina y por cérvix; en ecografía se visualiza solución de continuidad entre vejiga y cavidad uterina. Es vista durante la hospitalización por urología que deciden tratamiento conservador con sonda vesical y anticolinérgico (ditropan), y cistografía de control en la que no se evidencia fistula, por lo cual dan de alta.

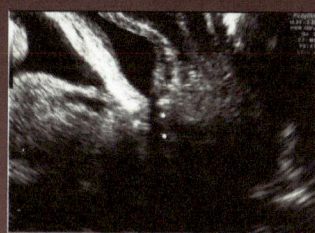

Imagen ecográfica: Solución de continuidad vesicouterina

Dos años después la paciente consulta por pérdida de orina por vagina y menuria; se le realiza uretrocistoscopia que informan en fondo de vejiga se observa un foramen <1mm, y prueba con azul de metileno negativa.

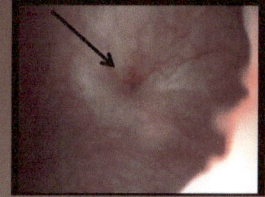

Imagen cistocópica.
Foramen vesical

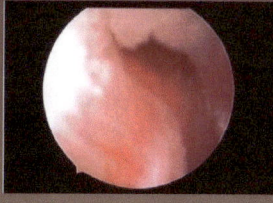

Imagen Histeroscópica.
Orificio fistuloso hacia vejiga en istmo

Posteriormente la paciente inicia tratamiento con anticonceptivos continuo mejorando la clínica, y al suspender el tratamiento reaparecen los síntomas. Se realiza cistouretrografia miccional seriada en la que se evidencia persistencia de la fistula con pequeña extravasación de contraste, de morfología lineal así como doble chorro miccional.
La paciente actualmente está con tratamiento anticonceptivo, se encuentra asintomática y continua en seguimiento.

CONCLUSIONES

Las fistulas que comprometen el cuerpo uterino presentan una menor frecuencia de incontinencia urinaria por la acción del istmo uterino que actuaria como esfínter.
En las fistulas vesicouterinas la incontinencia urinaria, si se presenta, se manifiesta con un curso intermitente. Consecuentemente es mas prevalente la aparición de menuria.
Aproximadamente un 5% de las fistulas vesicouterinas cicatrizan espontáneamente con tratamiento conservador, bien con hormonoterapia o cateterización vesical. En caso de fallo de este tratamiento, el tratamiento quirúrgico nos ofrece una mayor garantía de éxito.

Encefalitis por anticuerpos anti NMDAR (receptor N-Metil-Aspartato) : A propósito de un caso.

Hernández Hernández, L; Carmona Barnosi, A; Jiménez Velázquez, R; Sánchez Ferrer, ML; Cánovas López, L; Nieto Díaz, A.

ENCEFALITIS POR ANTICUERPOS ANTI- NMDAR (RECEPTOR N METIL D ASPARTATO): A PROPÓSITO DE UN CASO

Hernández Hernández, L; Carmona Barnosi, A; Jiménez Velázquez, R; Sánchez Ferrer, M. L; Cánovas López, L; Nieto Díaz, A.
Hospital Universitario Virgen de la Arrixaca

INTRODUCCIÓN:
La encefalopatía autoinmune es una patología frecuentemente paraneoplásica, siendo la encefalitis provocada por anticuerpos contra el receptor N-Metil-D-Aspartato (NMDAR) su segunda causa más común. Un 55% de las mujeres con encefalitis anti-NMDAR es producida por un teratoma ovárico, mientras que en un 5% de los hombres aparece un proceso tumoral, más habitualmente el carcinoma testicular de células germinales. Debe pensarse en esta enfermedad, en pacientes jóvenes con rápidos cambios de conducta y manifestaciones psiquiátricas. Es común su confusión con enfermedades infecciosas o tóxico-metabólicas.

CASO CLÍNICO:
Mujer de 13 años remitida a nuestro centro por cuadro de encefalitis. Previamente, comienza con astenia, afectación del estado general y episodios autolimitados de alteración del lenguaje, desorientación en tiempo y espacio y agitación psicomotriz.
Exploraciones complementarias: la analítica general, la radiografía de tórax y el TC craneal son normales. En la RMN se aprecia: leve afectación inflamatoria meníngea aracnoidea. EEG con enlentecimiento difuso. La punción lumbar revela 101 Leucocitos (97% mononucleares) en el LCR. Negativo para Gram, VHS, Enterovirus, VHZ y CMV.
Ingresa precisando Benzodiacepinas y se inicia Aciclovir IV.

Se sospecha encefalitis autoinmune iniciándose tratamiento con corticoides e inmunoglobulinas IV y solicitándose TC abdómino-pélvico que informa de Teratoma Ovárico izquierdo de 3.2 cm. Tras esto, se consideró oportuno solicitar determinación de anticuerpos anti-NMDA que resultaron positivos confirmando el diagnóstico de sospecha.
Posteriormente, se realiza ooforectomía ovárica izquierda laparoscópica, presentando mejoría clínica inmediata.

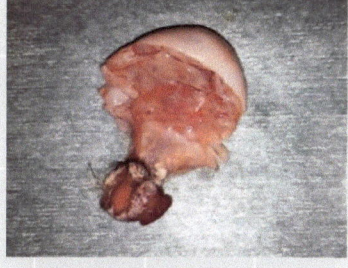

A los cinco días, debuta con agitación psicomotriz, administrándose Rituximab y mejorando clínicamente. Recupera un estado de consciencia y ritmo sueño-vigilia normal, persistiendo ligera bradipsiquia y bradilalia. Es dada de alta con seguimiento posterior en consultas de Neurología.

Imágenes compatibles con pieza quirúrgica y ecografía transvaginal de Teratoma ovárico

CONCLUSIÓN:
La asociación de teratoma ovárico y encefalitis anti-NMDAR es una patología grave, potencialmente mortal (4%) y poco conocida. Aproximadamente un 75% se recuperan o tienen leves secuelas. La respuesta al tratamiento de primera o segunda línea suele ser adecuada, mejorando la mayoría tras la cirugía. La extirpación del tumor en los cuatro primeros meses del inicio de los síntomas neurológicos es el principal predictor de recuperación.

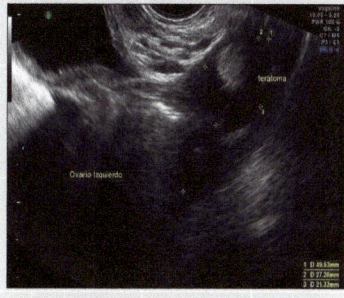

Bibliografía
- Acién, P. et al. Ovarian teratoma-associated anti-NMDAR encephalitis: a systematic review of reported cases. *Orphanet Journal of Rare Diseases*. 2014, 9:157
- González-Latapi, P. et al. Encefalitis por anticuerpos antirreceptor de N-metil-D-aspartato (anti-NMDAR): reporte de un caso. *Gaceta Médica de México*. 2014;150:348-51
- Parada Garza, J. D. et al Encefalitis contra los receptores NMDA mimetizando un síndrome neuroléptico maligno. *Rev Mex Neuroci* 2014; 15(6): 363-367
- Sarosh R, I. N-methyl-D-aspartate antibody encephalitis: temporal progression of clinical and paraclinical observations in a predominantly non-paraneoplastic disorder of both sexes. *Brain*. 2010: 133; 1655–1667

www.ingramcontent.com/pod-product-compliance
Lightning Source LLC
Chambersburg PA
CBHW040907180526
45159CB00010BA/2967